悬壶杂记（二）

乡村医生三十年经方临证实录

张健民 ◎ 著

中国科学技术出版社
·北京·

图书在版编目（CIP）数据

悬壶杂记 . 二，乡村医生三十年经方临证实录 / 张健民著 . — 北京：中国科学技术出版社，2023.5

ISBN 978-7-5236-0093-1

Ⅰ . ①悬… Ⅱ . ①张… Ⅲ . ①经方－汇编 Ⅳ . ① R249.1 ② R289.2

中国国家版本馆 CIP 数据核字 (2023) 第 040181 号

策划编辑	韩 翔	
责任编辑	于 雷	
文字编辑	卢兴苗	
装帧设计	佳木水轩	
责任印制	徐 飞	

出　　版	中国科学技术出版社	
发　　行	中国科学技术出版社有限公司发行部	
地　　址	北京市海淀区中关村南大街 16 号	
邮　　编	100081	
发行电话	010-62173865	
传　　真	010-62179148	
网　　址	http://www.cspbooks.com.cn	

开　　本	710mm×1000mm　　1/16	
字　　数	163 千字	
印　　张	13.5	
版　　次	2023 年 5 月第 1 版	
印　　次	2023 年 5 月第 1 次印刷	
印　　刷	北京长宁印刷有限公司	
书　　号	ISBN 978-7-5236-0093-1/R·3025	
定　　价	39.80 元	

（凡购买本社图书，如有缺页、倒页、脱页者，本社发行部负责调换）

著者简介

  张健民，毕业于湖南中医药大学中医临床专业，业医 30 多年。早年师承湖南省名中医、湘西金矿职工医院谢金初，白日侍诊抄方，早晚背诵医书，周末随师父进山采药，三年出师。后又随双峰县名中医向许初、胡希英跟诊 1 年。长期立足基层，为在各乡村打开中医的局面，常年让患者赊账拿药，病好了再付药费。30 多年的坚持，练就了精湛的医术，擅长运用经方治疗肝胆脾胃疾病、心脑血管病、颈肩腰腿痛及妇科杂病等常见多发病；发表医学论文 10 余篇，多篇论文获奖。现为湖南省中医药和中西医结合学会社区与乡村专业委员会委员、中国民间中医医药研究开发协会特效医术发掘整理专业委员会委员，被湖南省卫生健康委授予"最美乡村医生"荣誉称号。

内容提要

　　本书为乡村医生张健民三十年临证经验总结与分享。全书分上、下两篇。上篇为著者的临床经验剖析，病涉内外诸科，治以针灸汤药；下篇为学术经验分享，为著者多年临床感悟的分享。全书共收录了 111 个医案，以《伤寒论》为依据，细致描述了六经辨病辨证的经过及要点、具体处方药量的应用，并以按语的形式阐释了用药思路，帮助读者轻松理解所述医案的诊疗思路和处方药对的应用。本书语言通俗易懂，病例真实可信，过程翔实可参，非常适合中医临床工作者、中医药爱好者阅读参考。

序

　　我与张老师相识于"基层中医之家"的微信群，因为我们同为乡村医生，在群里一起分享临床经验，发表对中医的见解。我们于网上相识，再到线下相聚，实有相见恨晚之感。近来欣喜其著作即将付梓，并为能先睹为快而甚感荣幸。虽然书中有一部分经验在微课群里已做过分享与交流，但是再细读慢品三十余载之点滴集成，仍感新悟，可见张老师对中医学术造诣颇深，故欣然应约为之作序。

　　本书内容从急性病医案到慢性病医案，从常见的外感病到内、妇、五官、皮肤科诸多疾病，虽都为基层常见病，在治疗上却都较为棘手。众多医案都有一个共同特点，那就是以《伤寒论》的理法为矩、方药为治，足见张老师对《伤寒论》研习之深透、运用之效验。

　　70岁谢某寒郁日久高热不退，而独辨为太阳阳明合病，立证为风寒束表、郁而化热，大胆应用大青龙汤原方原量，一剂而病已。

　　又听神经瘤术后头痛，辨为少阳阳明合病兼血瘀，为小柴胡汤合桂枝茯苓丸加吴茱萸石膏，通过两诊治疗，头痛即未再发作。

　　又慢性结膜炎久治不愈，以柴胡桂枝干姜汤加葛根辨证施治，效果出奇。

　　书中还用较长的篇幅介绍了临床常见疾病的辨证施治，如湿疹证治，将湿疹分为急性湿疹和慢性湿疹，急性湿疹又分为热偏盛型和湿偏重型，以常用方剂对证施治。再有其临床治疗经验，如胃病辨治十二法，于基层临床中法法实用、方方效验。

　　本书诚如其名，涉及病案虽杂，但于理而然，始终以经方理论为法，方以法立。虽悬壶于乡村，但所治疾病谱甚为广泛，且多为疑难杂病。诚然，中医的发展创新，需要不断的添砖加瓦，是先辈医家的夙愿，也是我们继承者义不容辞的责任。如书中所言，作为基层中医的守护者，同时也应该做中医的传播者。

关　松

癸卯年初夏于恒湘中医

我的医路历程
（代前言）

　　因祖辈三代都是药店学徒出身，从高考的独木桥上摔下后，我也承祖辈衣钵，拜师学习中医，属绝对的草根中医。进师第一天，师父交给我的第一本书便是油印本《伤寒论》，说的第一句话是："尽快背下来，不懂的就问。"我的师父谢金初是湖南省中医进修学校（湖南中医药大学前身）第一届毕业生、湖南省名中医、湘西金矿职工医院退休医师。他当时在家侍奉年迈的母亲，为弘扬传统医学，经当时的主管部门批准，在蛇形山镇农校开办了中医学徒班。开班时有学员30人，到我拜入师门时仅剩10人。作为名副其实的关门弟子，白天跟随在师父及师兄师姐们的身后侍诊见习，早晚读背《伤寒论》。好在我语文基础较好，对文言文也甚是喜爱，仅用了不到半年时间就背下了398条条文。这段时间是最难熬的，油印本只有原文，没有注解，遇到不懂或不认识的字，只能另外拿本子记下来，然后查阅字典，而书中的药物更是不识，好在有师兄师姐们随时可问，帮助我解决遇到的问题。当时，趁着国庆节放假期间，我带着父亲借来的五百块钱，只身来到长沙市袁家岭新华书店，将第五版中医大专自考教材搬回了家，认真研读全书，虽有瞎冲乱撞之意，但就这样一年啃下来，对全书也有了个基本认识。虽没有亲诊患者的机会，但通过跟诊的所见、所闻和所思，对我以后的独自应诊是大有裨益的。第二年开始，师父就要求我跟诊抄方。此时，我所背方歌仅局限于《伤寒论》的112方，为满足师父开方需要，遂又逼着自己自学了《方剂学》和《中药药理学》等大学教材，并通读了《神农本草经》。在这一年，经师父的点化，我逐渐明白了《伤寒论》的价值，也享受到了中医思维的乐趣，从此爱上了中医。

单独诊治的第一位患者是我的母亲。当时正值星期天，母亲清晨起床做饭，突然就感觉颈项僵硬。一番望、闻、问、切之后，我开了葛根汤，母亲只服了1剂，当天颈项就能活动了，但仍觉得浑身无力，下不了床。其实在我去邻村药店抓药时，药店医师就跟我说过，服用此药颈项症状有所好转，不过仍下不了床。当时因第一次单独诊治患者，初生牛犊不怕虎，未将药店医师的话放在心上，依然我行我素，结果到傍晚时候，母亲真觉浑身无力，不能下床。第二天，我用单车载上母亲来到师父家，说了她的现病史和我的诊疗思路，师父说："你方证是选准了，但对你母亲体质虚弱这一点预估不足。"说完让我在原方基础上加一味红参以扶正祛邪，结果仅服1剂便能下床，恢复活动。此病让我悟出了不可"强发虚人之汗"的道理。就这样，边学习、边临证，一年后随师兄师姐参加原县卫生局组织的出师考试，以第二名的成绩拿到了出师证并取得了中医士资质。但我并未急于申请执业许可，深知基础不牢，地动山摇。所以第三年，我又随师父回到湘西金矿职工医院继续学习。这一年，我自学了《金匮要略》《温病条辨》等中医经典。在此期间，师父不顾自己年事已高，利用星期天带我在沅陵、辰溪的大山中采挖中草药，这个过程虽然劳累，但我在游览这近乎原始的生态风景的同时积累了丰富的药物学知识，为日后的临证打下了坚实的基础。

三年后，我出师了。出师后又跟随县中医院名医向许初、胡希英两位老师临床实习。1989年通过考试获得行医资格，担任杏子铺镇必家村乡村医生。随着农村卫生工作改革推进，出于乡村一体化的需要，先后被派驻万年村、坳头村担任乡村医师，从而离开自己的家乡，成了一名全职村医。2000年我取得了中医执业医师资格。为提升自己的专业水平，2004年参加成人高考，成为湖南省中医药大学学生，终于圆了大学梦。2018年参加湖南省中医药管理局组织的中医全科医师进修，在娄底市中医医院脱产进修一年，取得中医全科执业医师资格。2020年参加主治医师资格考试，获得中医内科主治医师职称。

三十多年来，为了适应农村特点，提高自己的诊疗水平，我不仅在家自学，同时也走出去向国医大师熊继柏教授，全国名老中医彭坚、黄煌、冯世伦、李赛美等教授学习经方技术，学习中医适宜技术。通过不断的充电，诊疗技术也有了长足进步，对常见病、多发病治疗得心应手，对高血压病、糖尿病、肿瘤等疑难慢性病也积累了一定的经验。2011年我所在的卫生室成为省级中医适宜技术示范村卫生室。门诊量逐年增多，求诊的患者从本镇不断向周边乡镇、县市扩散。临证之余，我发挥自己特长，对临床效果显著的病案加以总结，对治疗方法加以研究，先后在《中医杂志》等专业学术期刊发表论文10余篇，多次应邀参加国际国内学术会议，多篇论文获奖。目前任湖南省中西结合学会乡村专业委员会和湖南省中医药学会会员、祖国民间中医药研究开发协会特效医术委员会委员。

医生是一门高尚而艰辛的职业，目前最基层的中医医师，需要承担庞大的公共卫生工作，且大部分患者不相信年轻的中医医师，对此有偏见。在我刚取得执业资格回家挂牌应诊的几年里，就经常有患者在我劝说下才接受中医治疗，但同时患者也会说："好吧，先听你的，待病好了再付你药费。"每年的赊账数额都在两三万元，有些甚至直到现在也还未能收回来。在那个经济并不富裕的年代，为打开中医局面，我就是以这种"被赊账"的原始方法在苦苦支撑，虽然日子过得很苦，但也让我充分认识到，守着这份事业一辈子，不一定会轰轰烈烈，但可以过得丰富、充实和平静。正如父亲所言："行医，只要能养家、养艺就够了。"所以，三十多年来，我也是坚定中医事业这个目标，一直没轻言舍弃。我认为，作为一个男人，对待事业绝不可朝三暮四，要有咬定青山的雄心壮志，要有为事业付出毕生精力和才华的行动，知行合一，不断进取。古今中外，多少仁人志士为实现济世救民的梦想而屡受挫折，抱憾终生。唯独当医生，特别是中医，是完全不必受社会环境制约，不怕横遭厄运，不须借助任何物质条件，仅凭三根手指，一根银针，一把草药，凭一技之长就可赖以生存，就可以实现"仁者爱人"的远大志向。当然，一个有良心的医生，不应把谋财作为人生的目标；一个有责任心的医生，应当淡泊名利，倾注全力于自己的事业中。唯有如此，才不虚度年华；唯有如此，才无愧于天地和师道！

三十多年来，我服从主管部门的调遣，先后在三个村庄执业，特别是目前执业的坳头村，距家五公里，成为了一名真正洗脚上岸的乡村医生。每日早出晚归，风雨无阻，除了在诊室应诊，其他时间都是走西家进东家嘘寒问暖，进行家庭签约服务。无论是"SARS"（严重急性呼吸综合征）时期还是"COVID-19大流行"时期，我总是冲在最前沿阵地，为筑牢防病防线、守住乡村网底不破而默默奉献。

记得在2014年，我所在卫生室被评为"全省中医适宜技术示范村卫生室"时，当时的湖南省原卫计委基卫司领导问我"你做乡村中医适宜技术推广的感受是什么？"我回答道："农村需要中医，农民更需要中医适宜技术，因为在不太富裕的农村，能少花钱治好病是农民最大的期盼。"无独有偶，在 2020 年 8 月 19 日第三个中国医师节来临之际，我被评为湖南省"最美乡村医师"。后某报社记者前来采访报道，她当时问了这样一个问题："你认为做烦琐的公共卫生工作与治病救人有冲突吗？"我回答说，"首先，公共卫生工作是国家赋予每个乡村医生的基本职责，虽然辛苦，但不能不做；其次，做公共卫生工作是为了保障居民少生病、不生病或延缓生病。作为医生，虽然看病是天职，但两者并不矛盾，防病治病本来就是一体的。有人认为做公共卫生工作没有收入所以不想做，但我认为，作为一名合格的医师，社会效益与经济效益一脉相承，同样重要。"诚然，乡村医生很苦，没有节假日，每日 24 小时都处于备战状态，没有身份，待遇也很低。但我认为，既然当初选择了这份坚守，就不应该心生怨言。不忘初心，方得始终！村医无悔，无悔村医！

中医学是一门古老的自然科学，更是一门复杂的科学。不同于现代医学所采用的还原论，它是通过对人身体的信息处理而洞悉人体健康与否，并加以治疗的一门科学。因许多方面是抽象的，而常遭诟病。尽管如此，其确切的临床疗效、整体观念和辨证论治，以及较高的性价比是现代医学不可替代的。同时，中医学作为中华文化的瑰宝，也是中华民族复兴的一部分，其历史渊源和自身价值是任何现代医学都不可取代的。在党中央的高度支持及领导下，中医药的发展与创新达到了一个新的高度。作为中医人，为能见证到这一现象而倍感欣慰和自豪！

作为基层中医的守护者，同时也应该做中医的传播者。所以

30 多年来，我在临证之余一直致力于临床病案的收集与整理。有感于亲身经历中医药发展与创新历程，特以一位基层中医人的视角，将自己三十多年经过临床验证有确切疗效的病例整理成册。虽不乏浅陋与粗俗，但愿能抛砖引玉，与同道共同学习，共同进步，则幸莫大焉！

张健民

癸卯年仲春

目 录

上篇　临证经验剖析

中医不是慢郎中，急性热病效彰然

在当今中西两大医学体系并存的情形下，不知从何时开始，人们普遍认为在急性病救治上，中医远比不上西医，甚至有人称中医是"慢郎中"！事实并非如此。急性病的治疗，历来就是中医擅长的领域。《中国医学史》就是一部古代中医与急性病尤其是急性流行性传染病做斗争的历史书籍。在两千多年的漫长岁月中，涌现了无数杰出的医家和书写了很多优秀的经典中医古籍。著名中医彭坚教授就曾经以"一项发明，两个伟人，三大体系，百位名医，千首古方"来概括古代治疗急性外感病的成就。无论2003年的严重急性呼吸综合征（简称SARS），还是2020年开始至今的COVID-19，中医的救治效果都能够很客观地给出回答。作为一名基层中医师，接诊患者的病种可谓五花八门，其中就不乏一些急性病。本节仅选取5例急性病医案予以说明，在全书中尚有数则急症案例，基本都能取得较好的临床疗效。

一、寒郁日久热不退，大青龙一肩挑重用

【医案1】谢某，男，70岁。2010年4月21日初诊。

主诉：发热、恶寒、身痛5天。

症状：高热 39.5℃，恶寒，无汗，轻微咳嗽，无痰，心烦，肩、肘、腰、膝关节疼痛较甚。自购感冒药（感冒灵颗粒、小柴胡颗粒）服用 5 天不效，更见鼻中有如抽火，脉浮紧，舌淡红，苔薄黄。

六经辨证：高热 39.5℃，恶寒无汗，轻微咳嗽无痰，心烦，肩、肘、腰、膝关节疼痛，脉浮紧，舌淡红，苔薄黄属太阳伤寒证。心烦，鼻中有如抽火属阳明证。

诊断：感冒（太阳阳明合病）。

病机：风寒束表，郁而化热。

治则：外散风热，内清郁热。

处方：大青龙汤。麻黄 18g，桂枝 10g，杏仁 10g，生姜 10g，大枣 5 枚，石膏 60g，炙甘草 6g，浙贝母 10g。2 剂，水煎服，2～3 小时 1 次，汗出后停服。

按：《伤寒论》第 38 条："太阳中风，脉浮紧，发热恶寒，身疼痛，不汗出而烦躁者，大青龙汤主之。"该患者可以说患的是条文病了，其临床表现与条文十分相似。对于该证仲景先生在东汉末年便给予了正确的治疗意见。然而随着年代的变迁，后世学派的兴起，中医学教育的缺失，当今医家普遍畏麻如虎，不敢轻易染指该方，实为一大损失也。早期临证我亦同样如此，常予桑、菊、银、翘之辈，若不借助西医静脉滴注，其效实在平平。直至回归经典，才知其奥妙，凡遇寒邪束表、郁热内蕴之证，均予此方，无有不效者。更有甚者，曾在服用该方后反馈，药入口后自觉药力所到之处，其痹痛自解。值得注意的是，应用该方应以汗出透彻为度，不可过剂。但在用大青龙汤治疗"伤寒，脉浮缓，身不疼，但重，乍有轻时"的溢饮之证时则不必拘泥。

二、感冒高热痛欲绝，经方一剂显神威

【医案 2】朱某，男，47 岁。2019 年 7 月 30 日因高热初诊。

现病史：患者于 7 月 21 日携妻女随旅行团赴凤凰旅游，其女（9 岁）于 22 日晚突发高热，自购布洛芬混悬液、小柴胡汤等服后热退。24 日返双峰家中，因扁桃体肿大诊治，予灌肠、贴敷一次效果不明显，于 26 日自驾车来诊所处方服药而愈。30 日致电：自己于 29 日晚高热 39.8℃，自服小柴胡汤无效。请予网诊。

症状：高热 39.8℃，大汗淋漓，口干口苦喜饮，怕风觉冷，周身酸痛，咽喉卡顿（既往有吸烟史），头重昏蒙，小便黄，大便可，嗅觉正常，纳减神清。舌淡苔白略薄黄腻。

病机：暑邪袭表、卫气失守。

治则：辛凉解表宣泄，和解卫气生津。

处方：麻杏石甘合柴胡白虎汤。香薷 10g，杏仁 10g，石膏 100g，知母 10g，柴胡 20g，黄芩 15g，半夏 10g，西洋参 10g，炙甘草 6g，大枣 5 枚，生姜 3 片，粳米 1 撮（包煎）。2 剂。嘱 2 小时 1 次，频服。

二诊：2019 年 7 月 31 日，诉昨晚服药 1 剂（2 次）后至晨起体温正常，现体温为 36.8℃。早餐后外出自购香烟返家，自测体温 37.7℃，四肢尚感酸困，余无不适，嘱服第 2 剂再诊。

三诊：诉服药后多次测体温一直在 36.5～36.8℃，自觉鼻中有火，舌淡红，苔白略薄黄中有裂纹，余无不适。余热逗留伤津。

处方：竹叶石膏汤。竹叶 10g，石膏 30g，麦冬 30g，西洋参 10g，炙甘草 6g，粳米 1 撮（包煎）。3 剂。

按：本案符合瘟病治疗机制。既有邪热犯表之麻杏石甘汤证，也有邪热伤津的人参白虎汤证，同时也有邪踞募原的口苦、咽干

少阳证候出现，故三方合用。均处大剂，在于直捣黄龙，期冀将邪热在短时间内驱散。本案弃麻黄而用香薷者，盖因自古即有"香薷乃夏月麻黄"之称，且后者更具清暑热之功。

虽病在长夏中伏，然患者舌苔仍白，提示寒邪仍在，故生姜照用不误。假若舌红苔黄则应去之，切记不可照搬原方，贻误病机。

三、出血不止命悬一线，两方叠进力挽狂澜

【医案3】邹某，女，46岁。1996年5月18日初诊。

主诉：阴道出血不止40天。

现病史：患者末次月经1996年4月8日。平常月经周期、色、量均正常，此次月经4月8日按期而至，5天后血不止而愈多，至第10天才赴卫生院妇产科检查，服药不效，于4月22日赴医院行彩超检查，结果无异常，血红蛋白仅52g/L，经2次刮宫并予止血药物，血仍不止，血红蛋白继续下降至31g/L，考虑子宫全切术。患者拒绝手术，于5月1日出院。后在家服用中药，出血虽未增多，但也未减少。经人介绍请余往诊。

症状：患者仰卧于床，面白唇淡。下半身全裸，身下垫薄膜，阴道阵发涌血，有块，色暗。少腹拒按，声音细少，仅纳少许稀粥，舌暗红苔少，脉芤而迟。

病因病机：患者处于更年期，因肾气渐衰或早婚、多产等原因损伤肾气，耗伤精血，阴虚内热，热伏冲任，迫血妄行，以致经血非时而降，成为崩漏。同时由于忧思过虑或劳倦过度，损伤脾气，冲任不固，血失统摄，非时而下导致崩漏。出血日久血必郁，郁之既久则火热内盛，热伤冲任，迫血妄行，崩漏不止。

治则：益气固脱，养血活血，固本止崩。

处方：①独参汤。红参50g，急煎频频喂服。②胶艾止崩汤（自拟）。当归15g，川芎6g，赤芍15g，地黄炭30g，艾叶炭10g，阿胶珠30g，藕节炭15g，海螵蛸15g，地榆炭15g，炙甘草5g。10剂。每昼夜2剂，分8次服。③针隐白穴，每日1次，留针30分钟。

5月20日其夫电话告知：出血减少一半。

二诊：1996年5月22日，服药10剂，出血减少七成，已能少坐，主动索食稀粥。仍予原方②守服10剂，每日1剂，分2次服。

三诊：1996年6月2日，出血完全停止，精神转佳，已能进食，时感头晕，夜梦多，脉沉细，舌淡苔白。予归脾汤加阿胶珠，10剂。

四诊：1996年6月15日，药尽月信恢复来潮，现已是第3天，量色正常，无腹痛等不适感。原方5剂。患者及家属甚恐，嘱注意观察，药后未净则电话告知。6月18日即告月经干净。其后又多次复诊予该方和八珍汤交替服用3个月余，月经均5～7天干净。随访至49岁绝经，未再复发，至今健在。

按：该案来势汹汹，命悬一线。之所以能成功救治，乃因多管齐下，丝丝入扣。隐白穴作为血崩止血要穴，具有调血统血、扶脾温脾、清心宁神、温阳回厥、行气止痛、健脾回阳的作用；血崩一症，往往气随血脱，用大剂红参频服具有益气固脱之功；随后的处方，更是以止崩名方胶艾汤为基础将白芍改赤芍，地黄炭、艾叶炭、阿胶炒炭，并加藕节炭、海螵蛸、地榆炭组方，旨在加强止血之力。虽说黑能止血，但亦有成瘀之弊，然保得一分血便能救一分命，危急之际当止血为先，不可瞻前顾后，贻误病机。

四、病毒性脑炎久治不愈，湿瘟论治立起沉疴

【医案4】易某，男，78岁。2017年6月27日初诊。

主诉：头痛、发热 1 天。

现病史：头痛，身痛，怕冷，体温 38.5℃。脉浮数，舌边尖红苔黄腻。患者自诉昨天在地里打除草剂后即觉不适，遂进一步检查，排除农药中毒可能。家属强烈要求赴医院检查治疗，遂以发热待查收住院。27 日患者女儿回家探望，医院以"病毒性脑炎"发出病危通知。遂请我前去医院诊疗。

症状：患者头痛剧烈，大便 3 天未解，小便少而色黄，粒米未进，体温 38.9℃，诊为湿温。

处方：黄芩滑石汤。黄芩 15g，滑石 30g，茯苓 15g，猪苓 10g，豆蔻 5g，通草 3g，大黄 6g。3 剂同煎，分 6 袋，每次 1 袋，每日 2 次。当晚服 1 袋，夜半大便 1 次，觉头痛减轻，安睡。第 2 天查房时被护士发现私自用药，拒治。家属随即将其转院，仍诊断为病毒性脑炎。住院 1 个月，头痛依然，纳呆食少，神疲昏睡，口渴饮少，小便短少。遂出院回家。

二诊：2017 年 7 月 30 日，症见消瘦，语言轻微，神清，目光呆滞，仍头痛，体温 38.2℃，纳呆食少，神疲昏睡，口渴饮少，小便短少，大便 2～3 日 1 行。舌红苔黄厚腻，予三仁汤加藿香 10g，郁金 10g，石菖蒲 10g，7 剂。

三诊：2017 年 8 月 5 日，诸症好转，体温 37.1℃。已能坐于客厅看诊，舌苔薄黄腻，脉缓，余邪未净，仍予原方减量守服 7 剂。

四诊：2017 年 8 月 13 日，体温正常，诸证已瘥。予六君子汤加藿香 10 剂巩固。至今体健。

按：此案经医院检查，冠以"病毒性脑炎"病名，两所医院在检查中一直未能明确具体病毒。所有的治疗都是对症支持，因而使病情迁延不愈。而中医据症以"湿瘟"立论，辨证选方，一投即效。其实在医院首诊时我已断定为"湿瘟"，湿为阴邪，胶着难解，虽经月余，病机未变，才给了我施展中医神奇疗效的机会。通过该案的成功治疗，也更能说明中医治病是不用明确病原体的。中医学几千年的发展史，从某种角度上看其实就是一部与传染病做斗争的发展史。从东汉末年的《伤寒论》所述疾病的治疗，再到现代的流感（流行性感冒）、非典、手足口病、禽流感，再到2020 年 COVID-19 的救治，无不证明这一点！只要从中医思维出发，任何病毒性疾病，都是可以对症治疗的。

五、腹部绞痛实难忍，精准辨证一剂除

【医案 5】邹某，女，65 岁。2018 年 12 月 12 日初诊。

现病史：患者患抑郁症 10 多年，一直在医院治疗。今天下午诊毕返家，于路上突发腹痛，至医院寻求急诊。因故遭拒，无奈之下，只能到医院对面大药房购药止痛。而药剂员亦不敢自作主张发药。恰逢我在药房坐诊，让我帮其诊治。

症状：急性痛苦面容。诉右下腹部刀割样疼痛，拒按，呕吐。伴口苦口干，平素大便每日 1 次，不硬，今日尚未排便，既往有胆囊结石手术史。脉弦，舌红苔薄黄腻。

诊断：胁痛（急性胆囊炎）。

六经辨证：少阳阳明合病。

治则：和解少阳，内泻热结。

处方：大柴胡汤。柴胡 18g，黄芩 10g，白芍 30g，半夏 10g，枳实 20g，大黄 10g，大枣 20g，生姜 6g。1 剂，开水冲泡，顿服。

药后不到半小时，患者肠鸣音加剧，腹痛随之加重，呼天抢地，捶胸顿足，药房工作人员大惊。持续约 5 分钟后患者如厕，泻下粪水甚多，顿感疼痛减轻，又过半小时，自觉无所苦，当晚

住县城，亦安然。

  按：此案诊断并非难事。但对这种急腹症能果断处以处方的并不是很多。《金匮要略》第12条："按之心下满痛者，此为实也，当下之，宜大柴胡汤。"《伤寒论》第103条："呕不止，心下急，郁郁微烦者，为未解也，与大柴胡汤下之则愈。"我之所以能果断处方，是有这2个条文做后盾的原因。从症状分析亦符合条文含义。大柴胡汤是由和解少阳的小柴胡汤与轻下阳明热结的小承气汤合方演变而来，同时也暗合能缓急止痛的芍药甘草汤。《医宗金鉴》云："斯方也，柴胡得生姜之倍，解半表之功捷；枳、芍得大黄之少，攻半里之效徐，虽云下之，亦下中之和剂也。"此方作为少阳阳明代表方剂，临床加减化裁，对肝胆系列急性疾病都有很好的疗效。需要注意的是，应用该方时应特别注意柴胡、白芍、大黄、枳实等药量的掌握。柴胡在方中为君，原方为8两，有推陈致新之用，大黄、白芍均有泻下作用，如果阳明腑实不是太严重，剂量不宜过重，分别用5～10g即可。若如该案疼痛较重且拒按，舌红苔黄，则应当机立断予以重剂，荡下热结腑实。枳实行气导滞，助芍、黄通腑，剂量可控制在10～30g。彭坚教授在应用该方时，对便秘不重的患者，以虎杖易大黄，既具泻下之功，且无须后下，确为经验之谈。我常照搬而用，未有不效者。

咳嗽无论内外，理应相互合参

  在临床中有很多患者因咳嗽而就诊。咳嗽在现代医学中属于症状，在中医学中属于病名。

  俗语有云："咳嗽、咳嗽，医家见了绕着走。""宁治十妇，不治一咳。"可见，从某种程度而言，咳嗽在临床中的确是个比较难治的问题。常见有医者在临证中将大量的止咳化痰药开在一起，实行大范围围剿，狂轰滥炸，强权镇压。可结果往往适得其反，咳没止住，反而加剧，甚至出现胸闷气促、咯血、水肿等变证丛生的症状。这是由于对中医学基础知识的欠缺，未能正确分析患者的病因病机，导致辨证错误，选方错误。

自张景岳以后医家，大多把咳嗽分为外感和内伤两类。但从临床所见，这种分法仅就理论而言。事实上，内伤容易招致外感，外感也易形成内伤，就如你中有我，我中有你，相互渗透，相互影响。

个人认为，张仲景在《金匮要略·痰饮咳嗽病脉证并治》中，将痰饮与咳嗽放在一起讨论，是符合临床实际的。从《伤寒论》和《金匮要略》中不难看出，仲圣治咳并未将咳嗽分为内伤、外感，而是以方证对应原则处方用药，所列诸方，无论在内伤咳嗽还是在外感咳嗽中都可通用，且都有很好的疗效。例如，太阳伤寒咳嗽，大多属于麻黄汤证。

太阳病，头痛发热，身疼腰痛，骨节疼痛，恶风，无汗而喘者，麻黄汤主之（《伤寒论》第35条）。

太阳中风咳嗽，以桂枝汤解肌祛风，调和营卫，加厚朴、杏子。太阳病，下之微喘者，表未解故也，桂枝加厚朴、杏子汤主之（《伤寒论》第43条）。

太阳伤寒兼水饮咳嗽以小青龙汤为代表方剂。伤寒，表不解，心下有水气，干呕，发热而咳，或渴，或利，或噎，或小便不利，少腹满，或喘者，小青龙汤主之（《伤寒论》第40条）。

咳嗽的主要特点是不恶寒，咽喉疼痛伴有头痛，阳明中风脉以浮滑为主，类似于后世风热咳嗽，治以桔梗汤。少阴病，二三日，咽痛者，可与甘草汤；不瘥，与桔梗汤（《伤寒论》第 311 条）。

阳明气阴两虚咳嗽，属于余热未尽，气阴两伤，胃气上逆，治疗以竹叶石膏汤为基础方酌加润肺止咳、健脾养胃之品。伤寒解后，虚羸少气，气逆欲吐，竹叶石膏汤主之（《伤寒论》第 397 条）。

少阳胆胃失和，多见于素体胆胃郁热者，治疗以小柴胡汤加减；少阳痰阻气滞，治疗以四逆散合半夏厚朴汤化裁。少阴病，四逆，其人或咳，或悸，或小便不利，或腹中痛，或泄利下重者，四逆散主之（《伤寒论》第 318 条）。

妇人咽中如有炙脔，半夏厚朴汤主之（《金匮要略·妇人杂病脉证并治》）。

太阴病，选用理中汤为主加麻黄、五味子、干姜、细辛、半夏、桔梗、紫苏叶等宣肺理气；少阴热化证为阴虚咳嗽，治疗以滋肾润燥为主，麦味地黄丸治之；心火偏亢者可以选黄连阿胶汤以清热滋阴；少阴寒化证，治疗以温肾利水为主；厥阴病，以麻黄升麻汤主之。

一、外寒内饮最常见，解表化饮要同施

【医案 6】胡某，男，5 岁。2021 年 3 月 16 日初诊。

主诉：咳嗽 3 个月。

现病史：患儿于春节期间感冒发热，经住院静脉滴注治疗，热退，感冒症状消失。然咳嗽迁延，后经多名医师中药治疗，曾服杏苏散、桑杏汤、止嗽散等方不效。现症见咳嗽，稀白痰，量多，纳差，便溏，舌淡苔白水滑，脉沉细弦。

辨证：外寒内饮。

处方：小青龙汤。麻黄 2 包，桂枝 2 包，白芍 1 包，细辛 1 包，

干姜1包，半夏1包，五味子1包，炙甘草2包，甜叶菊1包。3剂，开水冲泡，分3～4次服。

上方服完，咳愈其七，守方进5剂，咳止纳增，予六君子汤善后。

按：类似此患儿的症状，在临床上较为多见。如果照搬教科书辨治，基本是徒劳的。若要辨为外感咳嗽，除了咳却无其他表证；若要辨为内伤咳嗽，舌脉却表现一派明显表证的同时也有明显的水饮内停。

这种表有寒邪，里有水饮的咳嗽，在治疗上如强发其汗，强宣其表，激发里饮则变证百出，如单利其水，则引邪入里，引狼入室。此时唯有于解表方中兼用利水逐饮之药，才可收里兼解表之效。

如表寒有化热之势，可于小青龙汤中加石膏以清阳明之热。

二、反复咳嗽细思量，胆热脾寒同作祟

【医案7】患者，男，43岁，建筑工地负责人。2018年11月3日初诊。

现病史：咳嗽反复发作1年，加重3个月。手足不温，背部发冷。每因背部受寒、寒凉冷食或沐浴热气刺激，诱发咽痒，而干咳阵作。无痰，怕冷，常感觉"感冒"，多次胸部X线检查及生化检查均无异常，每次均需静脉滴注1周以上方愈。此次静脉滴注1周，并兼服中药，疗效不佳。大便时溏，小便淡黄，既往曾有"小三阳"，面暗无华，精力不济，口微苦，舌淡红而胖，齿痕明显，苔薄白。

诊断：咳嗽。

病机：素病体虚，邪犯少阳；枢机不利，营卫不固。

治法：和解少阳，调和营卫。

处方：柴胡桂枝干姜汤化裁。柴胡20g，黄芩10g，半夏9g，桂枝20g，白芍15g，炮姜15g，五味子6g，炒甘草10g。5剂，水煎服。

二诊：自诉干咳十分已愈五分，但胸胁窒闷，深吸气太息或咳嗽后为舒，手足、肩背畏寒尤甚。

经文依据：少阴病，四逆，其人或咳或悸，或小便不利，或腹中痛，或下利者四逆散主之。咳者，加五味子、干姜各五分，并主下利。（《伤寒论》第328条）

此乃邪郁少阳，元气不畅之少阴病之疑似证。因邪郁少阳而元气不通，寒中少阴而真阳不足。

处方：四逆散加味。柴胡20g，枳壳15g，白芍20g，炮姜15g，桂枝20g，附子6g，紫苏梗15g，五味子6g，炒甘草10g，7剂，水煎服。

三诊：咳嗽已愈，胸闷几乎消失，肩背微畏寒。

处方：柴胡15g，枳壳12g，桂枝20g，白芍20g，党参15g，半夏9g，大枣15g，炮姜15g，吴茱萸3g，五味子10g，炙甘草10g，生姜20g，7剂，调理善后。

按：此咳在少阳不在肺。少阳以正气不足，邪气太盛，正邪分争，互为进退，缠绵难愈为病机特点。恰当和解少阳扶正祛邪，畅达枢机，"阴阳自和"，其病自愈。若徒祛邪则伤正，徒扶正则碍邪。

少阳关乎胆与三焦：胆者，中正之官、中精之腑。其腑藏精汁而寄相火，主决断而喜疏泄；其经脉起于"目锐眦"（《灵枢·经脉》），"上肝贯心，以上挟咽"（《灵枢·经别》），且"咽为之使"（《素问·奇病论》），是肺之门户；胆具有调畅气机，调节情志的作用，为病易气郁化火，致火热伤津、情志不调。若阳热之体，胆病易气郁化热，循经犯咽，致门户不宁，则肺气受扰。肺失宣肃，肺气上逆，多为咳嗽。三焦者，决渎之官，"元气之别使也""主通行三气（营、卫、宗气），历经于五脏六腑"，总领五脏六腑、经络内外、左右上下之元气，通调水道、通行元气。虚寒之人，三焦为病，常气机不畅，水运失常，而痰湿水饮内生，郁滞气机；元气不畅，水津不布，而营卫失调，卫外不固，多易感冒。

因此，邪犯少阳，阳热之体，多从胆化热而咳；虚寒之人，每及三焦，生湿成水化寒，碍其气化，郁滞气机，元气水津不得布达，而脏腑营卫失调，卫外不固，易感外邪，其病迁延难愈。

上热下寒，体虚之人，因寒热错杂，必双受其害，本案患者即属于此。所谓"血弱气尽，腠理开，邪气因入"也。

《金匮要略·痰饮咳嗽病脉证并治》：咳满即止，而更复渴，冲气复发者，以细辛、干姜为热药也，服之当遂渴，而渴反止者，为支饮也。支饮者，法当冒，冒者必呕，呕者复内半夏，以去其水。

本条是接前条而说，服苓甘五味姜辛汤后，则咳满即止，但患者又感口渴，气上冲，这是因为细辛、干姜为驱寒逐饮的热药，服后痰饮去，同时胃中燥，故感到口渴。但没多久口渴又消失了，这是心下有支饮的缘故。支饮容易出现饮逆上冲而见眩冒。眩冒和呕的成因都是饮逆上冲，两者多同时并见，故谓冒者亦必呕。这种证是因水饮重，所以用苓甘五味姜辛汤加半夏，以去水饮。

本方与苓甘五味姜辛汤方义相同，凡遇前方证痰饮重者即可用本方。其要点是咳而胸满、吐稀白痰、头晕呕逆。

三、咽痒咳嗽并非热，温药和之效如神

【医案 8】 王某，女，43 岁。2017 年 3 月 27 日初诊。

现病史：干咳咽痒 1 个月。他医以止嗽散、杏苏散等加减治疗不效，反加剧。现干咳咽痒，口干，不思饮，嗳气，胸闷，大便稀溏，日 3～4 次，脉细滑，舌淡苔白腻。

六经辨证：太阴少阴。

处方：苓甘五味姜辛夏汤。茯苓 3 包，细辛 2 包，五味子 2 包，半夏 2 包，炙甘草 2 包，杏仁 1 包，桔梗 1 包，干姜 2 包。5 剂而愈。

按： 病痰饮者，当以温药和之。本案口干、干咳、咽痒，容易让人考虑肺热、肝火或者阴虚，然其兼夹症却明显为痰饮为患。本案辨证眼目当在便溏以及舌脉。盖痰饮犯肺，肺失宣降而干咳，痰饮阻滞津液不能上承而口干、咽痒。如果用苦寒清热或甘寒滋阴药物都可加重痰饮的阻滞，故予温药治之，有病去豁然之效。干姜、细辛、五味子作为一个药对，在痰饮咳嗽中十分常见，也是对"病痰饮者，当以温药和之"的最好注解。

四、咳嗽并非都是表，太阴有寒易兼饮

【医案 9】 易某，女，49 岁。2019 年 4 月 6 日初诊。

现病史：咳嗽、咳痰，胸闷不适，咽痛如有物梗阻，自觉喉间辘辘有声，怕冷无汗，喷嚏流涕，大便溏，脉浮紧，舌淡苔白。

六经辨证：太阳太阴兼饮。

处方：射干麻黄汤。射干 10g，麻黄 10g，炮姜 10g，半夏 10g，五味子 10g，细辛 6g，紫菀 10g，款冬花 10g，大枣 15g。5 剂愈。

《金匮要略·痰饮上气咳嗽病脉证并治》：咳而上气，喉中水

鸡声，射干麻黄汤主之。

组成：射干，生姜，麻黄，细辛，紫菀，款冬花，半夏，五味子，大枣。

功用：宣肺祛痰，下气止咳。

按：本方所治之证乃寒饮郁肺，痰结咽喉所致。寒饮郁肺，浊气上逆，则咳嗽、气喘；痰气搏结于咽，则喉间痰鸣似水鸡声；浊气与寒饮相结于胸，则胸中似水鸣音；浊气不降而逆乱胸中，则胸膈满闷；痰饮随寒气而上冲，则吐痰涎；苔白腻，脉弦紧或沉紧，皆为寒饮郁肺结喉之证。治当温肺化饮，下气祛痰。

宣肺药配降肺药，以调和肺气宣发肃降；收敛药配宣降药，宣散降泄而不伤肺气。临床应用本方是以咳喘、喉中痰鸣如水鸡声，痰多色白，舌质淡，苔白腻，脉浮紧或沉迟为辨治要点。痰热咳嗽不宜。

加减：若肺气虚者，加人参、黄芪，以补益肺气，使肺气职司升降；若饮邪明显者，加桂枝、百部，以温阳化饮；若胸满者，加陈皮、厚朴，以行气宽胸化痰；若气喘明显者，加紫苏子、葶苈子，以降泻肺气止咳等。

五、鼻塞浓涕又咳嗽，麻黄升麻厥阴求

【医案10】胡某，女，64岁。2018年5月6日初诊。

主诉：鼻塞流涕咳嗽3个月，加重1周。

现病史：春节期间感冒，忙于家务，只是自购药物治疗，服用后发热、身痛、头痛消失。但仍鼻塞、流脓鼻涕，并伴咳嗽，常有脓痰，从口中咳出则快之感。在卫生院住院1周，通过消炎治疗，症状有所好转出院。然三五天又加重，继续住院，如此反复治疗4次仍未能痊愈。时值农忙，过度劳作，1周来症状加重，

夜不成眠而来请求中医诊治。

症状：咳嗽咳吐脓痰腥臭，自觉痰液从鼻后落至咽喉就有要咳的感觉。咽红咽干疼痛不适，晨起明显，鼻塞流黄涕。四肢冷不能吹风，出汗，大便稀溏，日4～6次。脉沉细舌淡苔白。

辨证：邪毒郁肺，脾阳下陷。上热下寒，寒热错杂，太阳太阴属厥阴。

处方：麻黄升麻汤。麻黄10g，升麻15g，石膏30g，炮姜10g，桂枝10g，白芍10g，炒白术15g，茯苓15g，党参15g，天冬15g，玉竹20g，知母10g，黄芩15g，当归10g，甘草6g。7剂，每日1剂，水煎分2次服。

二诊：2018年5月14日，自诉服1剂后口鼻格外清爽，7剂服完症状好转过半。药已对症，予原方10剂服完而愈。

按：该案西医诊断为"鼻后滴漏综合征"。之所以屡治屡发，久治不愈，是因为只知其标，不知其本。盖该病有三个病理基础：其一是阳郁化毒，咳吐脓痰腥臭，自觉痰液从鼻后落至咽喉就有要咳的感觉，咽红、咽干疼痛不适，晨起明显，鼻塞流黄涕；其二是脾阳虚陷，大便稀溏，日4～6次；其三是阴阳不相顺接，营卫不和，四肢冷不能吹风，出汗，表现出虚实夹杂，寒热错杂，上热下寒的复杂病理变化。与此相对应的治则：发越郁阳，解毒养阴；温脾升阳举陷；调和营卫阴阳。《伤寒论》第357条：伤寒六七日，大下后，寸脉沉而迟，手足厥逆，下部脉不至，喉咽不利，唾脓血，泄利不止者，为难治，麻黄升麻汤主之。该患者虽无咽唾脓血一症，然与脓痰腥臭的病机是一致的，都是邪热郁闭，化火蕴毒所致。其他二者更是尤为对证，由于辨证精准，选方得当，故用之即验。

头痛治验

头痛在临床十分常见，可单独致病，也可在其他疾病中作为兼证出现。由于头痛的病因十分复杂，给临床辨证施治带来了一定的难度，故一般急性发作的头痛，都是以西医药物为主。其实，中医对头痛的治疗，无论急性还是慢性，只要辨证准确，方证对应，疗效丝毫不差。一般而言，头痛从脏腑辨证角度可分为虚实两种，实证头痛多在外感，虚证头痛多在内伤。而个人认为，无论外感还是内伤，从六经辨证角度分析更贴近临床实际。如痛在额前属阳明头痛，痛在后脑连颈属太阳头痛，痛在头部两侧属少阳头痛，痛在巅顶则为厥阴头痛，满头痛而如物包裹者多为太阴头痛，头痛连齿多属少阴头痛。当然，辨证的目的都是为治愈疾病，任何辨证方法都是可以的。

一、暑天头痛久不愈，清暑益气建奇功

【医案 11】张某，男，40 岁，农民，1994 年 7 月 10 日初诊。

主诉：头痛 3 个月，加重 1 周。

现病史：患者 3 个月前因感冒而致头痛，伴身痛发热等，经中西结合治疗，感冒症状除头痛外均已消失。2 个多月来因头痛遍寻中医治疗不效，观所服中药处方有川芎茶调散、芎芷石膏汤、荆防达表汤、羌活胜湿汤，更多的是自拟方。近 1 周症状加重，临近"双抢"，在朋友陪同下，找我看诊。

症状：头痛头重，乏力自汗，四肢困倦，身热口渴，大便稀溏，小便短赤，脉沉细无力，舌淡红苔白腻。

辨证分析：头为诸阳之会，久病气虚；病发于春夏之交，延至暑热之日不愈，暑湿也，辨证为气虚兼暑湿头痛。

处方：东垣清暑益气汤。黄芪 30g，苍术 15g，白术 15g，升麻 10g，党参 20g，青皮 5g，陈皮 5g，神曲 10g，泽泻 10g，黄柏 10g，当归 10g，麦冬 10g，葛根 10g，五味子 5g，炙甘草 5g。5 剂，水煎服，每日 1 剂，分 2 次服。

该患者处方后没再来诊，直到 1995 年 5 月患者又因头痛发作，持原处方去村卫生室抓药时，被医师撕碎处方后又一次气鼓鼓来诊时才得知疗效。原来当年仅服药 1 剂，病即顿减，2 剂后头已不痛，第 3 天即投入"双抢"大忙季节中。

按：中医有句行话，叫作"久病多虚，久病多瘀"。"虚"有气虚、血虚、气血两虚；有阴虚、阳虚、阴阳两虚等。"瘀"则以血瘀为主，当然也有气郁血阻或寒痰凝滞等。本案头痛数月，结合临床见证，判定为气虚头痛本该不难，但前几位医生却只从寒或风或湿立论处治，显然犯了先入为主的错误。作为临床医生，临证时一定得抓住当前症状，抓准病机所在，抽丝剥茧，找出最本质的症结才是关键。东垣清暑益气汤重在健脾燥湿，用于元气素虚，又伤于暑湿之邪，疗效确切，应用广泛。

二、半表半里兼水饮，勿忘阴阳同调治

【医案 12】邓某，女，63 岁。2013 年 4 月 10 日初诊。

主诉：头痛头晕呕吐 1 天。

症状：今晨起床时突发头晕、头顶痛，房屋旋转，只能闭目平躺，呕吐痰涎则稍可缓解，心悸，口干，口苦，耳如蝉鸣，纳差，脉弦滑，舌胖淡齿痕苔白滑。

六经辨证：头晕，房屋旋转，口干口苦，耳如蝉鸣，纳差，脉弦属少阳证。头顶痛，呕吐痰涎属厥阴证。心悸，脉滑，舌胖淡齿痕苔白滑属水饮。故辨证为少阳厥阴合病兼水饮。

处方：小柴胡汤、泽泻汤、吴茱萸汤合苓桂术甘汤。柴胡15g，半夏10g，黄芩6g，白术15g，泽泻30g，吴茱萸6g，茯苓15g，桂枝10g，炙甘草5g，大枣10g，生姜30g，党参15g。5剂。每日1剂，水煎分2次服。

二诊：2013年4月15日。自诉当晚服药1剂即能自行起床小便，第2天再进1剂即能胜任家务，5剂服完已无所苦，为巩固疗效要求再诊。除舌脉症状未消，余症均无，遂处方如下。

处方：茯苓30g，桂枝10g，白术15g，泽泻30g，炙甘草5g，陈皮10g，生姜10g，枳壳10g。10剂。每日1剂，水煎分2次服。

按：本案所有症状都是指向半表半里兼水饮，只是一个是半表半里阳证，另一个是半表半里之阴证。临床上阳证易辨，而阴证往往被忽略。本案头痛的关键是在厥阴，只有认清了这一点，对选方才有针对性。《金匮要略·痰饮咳嗽病脉证并治》云："心下有支饮，其人苦冒眩，泽泻汤主之。"《伤寒论》第243条："干呕吐涎沫，头痛者，吴茱萸汤主之。"《伤寒论》第68条："伤寒，若吐若下后，心下逆满，气上冲胸，起则头眩，脉沉紧，发汗则动经，身为振振摇者，茯苓桂枝白术甘草汤主之。"至于少阳之小柴胡汤方证，在本案中是很易辨出来的。小柴胡汤的用药原则是"但见一证便是，不必悉具"，有是证用是药，故数方合用，切中疾病本质，各取所需，又相辅相成，一击而中，可谓效如桴鼓。

三、术后头痛当详辨，瘀血为患是首因

【医案13】胡某，男，46岁。2017年11月24日初诊。

主诉：听神经瘤术后头痛，加重2天。

现病史：2016年开始感觉听力减退，因在外务工未予治疗，至2017年10月，因接近耳聋，同时伴头痛，实难支持工作，才

辞工去某医院检查，发现左侧听神经瘤，住院接受手术切除，术后伤口恢复较好，听力有所改善，然嘴唇稍有㖞斜，被告知不可逆转。仍头痛，服"布洛芬"能缓解。出院后将息调养并无所苦。11月22日，头痛突然加重，遂赴手术医院检查诊断为血管神经性头痛，否认手术关联。内服"罗通定"等药不止，回家请余诊治。

症状：头痛，左侧为甚，痛引眉棱骨，左眼胀痛，严重时以头撞墙，每天发作数次，伴呕吐，口苦不干，舌淡苔白舌下静脉青紫怒张，脉细弦。

六经辨证：头痛左侧为甚，每天发作数次，伴呕吐，口苦，脉细弦属少阳证。痛引眉棱骨，左眼胀痛属阳明证。有手术史，舌下静脉青紫怒张属瘀血。辨为少阳阳明合病兼血瘀。

处方：小柴胡汤合桂枝茯苓丸加吴茱萸、石膏。柴胡18g，黄芩10g，半夏20g，桂枝12g，茯苓10g，牡丹皮10g，桃仁10g，吴茱萸12g，石膏40g，炙甘草6g，生姜6g。大枣12g。5剂，开水冲泡，每日2剂，顿服。

二诊：2017年11月29日，自诉服药1剂呕止，痛稍减。服完第2剂，疼痛大减，全天未出现以头撞墙情况。仍予原方15剂巩固，随访至今未见复发。

按： 本案在辨证时有三点值得注意。一是容易走入被西医牵着鼻子走的误区，而选择一些被西医验证过有扩张血管、化瘀止痛的中药自拟处方，如丹参、川芎、延胡索等；二是容易忽略阳明证的存在，认为眉棱骨痛、左眼胀痛是肝阳上亢所致；三是即使辨出了阳明证，选药时也会选入阳明的白芷，而不会选大寒的石膏。我之所以选桂枝茯苓丸，其着眼点有二：一是病发于手术后，手术是有出血的，有出血就会有瘀血，这是一个常理；二是舌下静脉青紫怒张，这是血瘀水停的一个重要判定指标。很多医生在察舌时是不习惯观察舌下的，这样往往会忽略一些重要的临床指征。至于选择吴茱萸与石膏配伍，则是站在巨人肩膀上的照搬照抄，胡希恕老先生治疗头痛、呕吐牵引眼胀痛一症时常以此为药对加入，认为吴茱萸温而化饮降浊，配石膏大寒而佐清上热。本案虽未见"热"症，然患者口苦，同时全方性质稍温而易化燥，故加入石膏亦可认为是未病先防之举。

胃痛治验

胃居中焦，乃仓廪之官，主腐熟水谷，为后天之本，气血生化之源。与脾相表里，与肝密切相关。胃气以下降为顺，脾气以上升为主，二者共同构成中焦气机的平衡，以保持其正常的生理功能。治病需时时顾护胃气，人有胃气则生，无胃气则死。凡寒、湿、热、痰、食积、气滞、血瘀、情志、虚损等因素均可影响胃的生理功能而发病。

胃病的发生，与肝脾颇为密切。肝得疏泄，则脾（升）运、胃（降）和；肝失疏泄，则脾壅胃塞，此谓木（肝）土（脾胃）不和。脾胃互为表里，脾不运化，不能为胃行其津液，必影响胃受纳水谷和腐熟水谷的功能；脾气不升，气机阻滞，必碍胃通降浊气的功能。脾喜燥恶湿，胃喜润恶燥；脾在脏属阴，胃在腑属阳；一阴一阳，相互为用，相互制约，维系相对的平衡，以行消运之能事。湿盛伤脾阳，燥盛伤胃阴，均因脾胃相对平衡被破坏而罹病。故施治胃病常依辨证而肝胃同治或脾胃同治，以冀肝疏、脾运、胃和，则胃病自除。最近几年我开始试着从胡希恕老先生的六经八纲理论去指导胃病的临床，发现胃病在六经中虽属阳明证，但虚证、寒证多，实证、热证少，合病、并病多，单属阳明的少。究其原因主要是胃病症状多变、证型复杂、辨证困难，寒热错杂、虚实夹杂、反复难治。正因如此，在辨证施治时务求把握主证，辨证求因，审因施治。

一、胃病不可先入为主，虚实寒热首当分清

【医案 14】向某，男，47 岁。2017 年 9 月 15 日初诊。

主诉：胃脘痛 1 周，加重 1 天。

现病史：患者素有浅表性胃炎病史，1 周前因进食冷食诱发，自服盐酸雷尼替丁不能缓解，遂入中心卫生院住院治疗，输注奥美拉唑、盐酸消旋山莨菪碱注射液及能量合剂亦未见效，5 天出院，经人介绍来我处中药诊治。

症状：胃脘痛，灼热感，心悸，头晕，畏冷恶风，汗出。纳食正常，大便每日 1 次，不硬。脉细，舌淡红苔白。

六经辨证：畏冷恶风，汗出属太阳中风证。胃脘痛，灼热，心悸，头晕，纳食正常，大便每日 1 次，不硬。脉沉细属太阴证。

处方：小建中汤。桂枝 10g，白芍 20g，生姜 10g，大枣 10g，炙甘草 5g，饴糖 50g。5 剂。前 4 味水煎分 2 次服，饴糖分 2 次入煎剂兑服。

二诊：2017 年 9 月 21 日，诉服至第 3 剂疼痛消失，现仍觉四肢冷，食后稍感饱胀，脉舌如前。遂更方：半夏 10g，茯苓 30g，枳实 10g，白术 15g，党参 30g，陈皮 10g，生姜 15g。10 剂。愈。

按：在当下，很多人一听到"炎症"二字，立马想到用抗生素治疗。现代医学如此倒也无可厚非，但于中医学，本就无炎症概念，但大部分病患见炎就吃消炎药，医师也动辄开些清热解毒之品，毫不辨证论治，这就失之千里了。本案患者素有浅表性胃

炎病史，刻下症状有灼热疼痛，按现代医学理论正值炎症活动期，治以消炎是正确的，可疗效全无，且越治越重，这便麻烦了。其实有时候现代医学的炎症并非都是火，也不是实。炎只是表面的东西，造成炎的本质有可能是寒、是虚。结合本案其他症状如心悸、头晕、大便不硬，脉沉细、舌淡苔白，就知这是一个虚寒性患者。虚者该补，寒者该温。《伤寒论》第96条：伤寒，阳脉涩，阴脉弦，法当腹中急痛。先与小建中汤，不瘥者，小柴胡汤主之。伤寒二三日，心中悸而烦者，小建中汤主之。从这些文字中不难看出，本案是完全符合小建中汤方证的。小建中汤是桂枝汤倍芍药加饴糖而成，在解表的同时又能甘温补虚缓急，故疗效显著。

二、里虚有寒属太阴，温中散寒理中先

【医案15】梁某，女，32岁。2021年7月24日初诊。

主诉：胃脘时痛，嗳气吞酸半年，加重10天。

现病史：近半年来，反复胃脘痛，嗳气吞酸，有时自服多潘立酮片，有时不药自愈，因忙于教学，未予重视。暑假后返家，天气炎热，常食西瓜冷饮，症状日重，其父与我私交不错遂带来就诊。

症状：胃脘时痛，一般在进食后1小时。平常嗳气吞酸，腹胀，大便黏滞，双下肢困重，脉沉细，舌淡苔白有齿痕。

六经辨证：太阴里虚寒。

处方：理中汤合枳术丸加味。党参20g，炒白术15g，苍术15g，茯苓15g，枳实10g，干姜10g，半夏15g，海螵蛸10g，蒲公英15g，炒薏苡仁30g，炙甘草6g。15剂。颗粒剂，开水冲泡，每日1剂分2次服。

二诊：2021年8月10日，患者已返回广州，微信复诊，诉

除吞酸感时有外，他症均消失，观舌淡红苔薄白披黄。予：党参 20g，炒白术 15g，苍术 15g，茯苓 15g，枳实 10g，炮姜 6g，半夏 15g，海螵蛸 10g，蒲公英 15g，炒薏苡仁 30g，炙甘草 6g，吴茱萸 6g，黄连 3g。15 剂，服法同初诊。8 月 20 日微信介绍患者来诊时告知，诸症消失，饮食精神正常。

按：此案相对简单。一诊时一派太阴里虚寒兼湿表现，用理中汤取效。而二诊时离家返广州，舌苔现热象，同时吞酸症状仍在，提示有化热之势，故合萸连丸，同时改干姜为炮姜并减量使用，旨在削其温燥之性，变走窜为固守中焦。临床处方不可墨守成规，方随证转，乃为中医之本也。

三、少阳阳明里实证，和解通腑两不误

【医案 16】胡某，男，58 岁。1999 年 10 月 2 日初诊。

主诉：反复胃痛 10 余年，加重 3 天。

现病史：自诉 10 余年来反复胃脘痛，多次去医院胃镜检查，提示轻度胃溃疡，断断续续中西医治疗，仍反复发作。3 天前复发，静脉滴注并服奥美拉唑、阿莫西林 2 天，疼痛不止而求中医处治。

症状：胃痛，嗳气呕吐，脘腹饱胀，纳呆，腹肌紧张，口干喜凉水，大便 3 天未行，舌淡红苔黄腻，脉弦。

六经辨证：嗳气呕吐，脘腹饱胀，纳呆，舌淡红苔黄腻，脉弦属少阳证。胃痛，腹肌紧张，口干喜凉水，大便 3 天未解属阳明证。少阳阳明合病。里实证。

处方：大柴胡汤。柴胡 30g，黄芩 10g，白芍 10g，半夏 15g，枳实 15g，大黄（后下）10g，大枣 5 枚，生姜 10g。3 剂。水煎 2 次，兑后分 2 次服，每日 1 剂。便通则大黄同煎。

二诊：1999 年 10 月 5 日，诉服完 1 次后，肠鸣腹痛，但胃痛

稍减。1剂服完，泻下甚多，且奇臭无比，腹痛立减，脘腹饱胀消失。现胃脘部按压仍觉疼痛，时嗳气，脉弦，舌淡红苔薄黄。

处方：小陷胸汤加味。瓜蒌10g，黄连6g，半夏15g，枳壳10g，蒲公英30g。5剂。每日1剂，分2次服。

三诊：1999年10月10日，诸症已，舌淡苔白，脉缓，予六君子汤加焦三仙（焦麦芽、焦山楂、焦神曲）10剂善后。随访至今未见复发。

按：《伤寒论》第103条：太阳病，过经十余日，反二三下之，后四五日，柴胡证仍在者，先与小柴胡汤；呕不止、心下急、郁郁微烦者，为未解也，与大柴胡汤下之则愈。该案病机表现为少阳阳明并病，是典型的大柴胡汤方证。不可因病久而认定为虚。二诊时，仅现胃脘部按压痛，而胀满基本消失。《伤寒论》第138条：小结胸病，正在胸下，按之则痛，脉浮滑者，小陷胸汤主之。病变方变，故选小陷胸汤加枳壳、蒲公英。初诊和解少阳，内泻热结；二诊清热化痰，宽胸散结，方证相应，用之即效。临床中不可囿于西医病名，用中医便一定要有中医思维去思考、去辨证，去寻找症、证和方的统一。

四、寒热虚实不明显，投石问路总不差

【医案17】邓某，女，45岁。1998年6月15日初诊。

主诉：胃脘痛反复疼痛2年，加重1个月。

现病史：患者自发病以来，遍访名医，各级医院都留下过身影，均诊断为胃及十二指肠球部溃疡，但都是服药有效，停药即复发。1个月前饮食后加重，胃痛、嗳气、呕恶，进食则胀，不食则饿，胁肋不舒，中西医治疗不效，痛苦异常。经人介绍来诊。

症状：胃痛，饮食后加重，嗳气、呕恶，进食则胀，不食则

饿，胁肋不舒，头晕，大便正常，脉细弦，舌淡红苔白，舌下系带青紫。

辨证分析：该案寒热虚实不明显，仅仅舌下静脉青紫提示有血瘀，给处方造成一定难度。

处方：三合四合汤。高良姜 10g，香附 10g，百合 15g，乌药 10g，丹参 30g，檀香 10g，砂仁 6g，五灵脂 10g，蒲黄 10g。5 剂，水煎，每日 1 剂，分 2 次服。

二诊：1998 年 6 月 20 日，诉服完上药 5 剂，症状大为好转，信心大增。要求继续中药治疗。仍予原方 7 剂守服。

按：针对临床上寒热症状特点不明显，又无明显寒热虚实可辨的疾病，我一般会用投石问路法处治。该法临床应用颇多，效果十分理想。焦树德经验方"三合四合汤"（高良姜、香附、百合、乌药、丹参、檀香、砂仁）。三合汤即良附丸、百合汤、丹参饮三个古方合在一起应用，其中良附丸理气散寒，利三焦，解六郁。百合汤清泄肺胃郁气，温散胃经逆气。丹参饮行气调中，和胃醒脾，对久治难愈，气滞血淤，正气渐衰之胃脘痛，不仅能活血定痛，且能养血益肾，醒脾调胃。如病程较长，或见舌上有瘀斑、舌下络脉青紫，胃脘处疼痛固定不移，可合失笑散（五灵脂、蒲黄）名四合汤。该方药性平和，可作为久治不愈型胃痛的统治方、问路方。

五、上热下寒厥阴证，辛开苦降乃常法

【医案 18】向某，女，43 岁。1999 年 4 月 25 日初诊。

主诉：胃脘疼痛饱胀 7 天。

症状：患者 1 周来，胃脘饱胀，疼痛，按揉嗳气，少矢气，胸腹饱满，按压柔软无抵抗感，大便稀溏日 3 次，口苦，不甚口

干,头晕乏力。脉弦滑,舌淡红,舌体胖大有齿痕,苔薄腻。既往胃溃疡史。

六经辨证:厥阴病。上热下寒兼饮。

处方:半夏泻心汤,半夏 18g,黄连 6g,黄芩 10g,干姜 10g,党参 20g,炙甘草 6g,大枣 15g,茯苓 15g,白术 15g,陈皮 6g,枳实 10g。10 剂。颗粒剂,开水冲泡,每日 1 剂分 2 次服。

二诊:1999 年 5 月 7 日,服用上方后,自觉症状减转。因其父死于癌症,家属惧癌,要求赴某中医院检查。经胃镜及病理切片报告:胃体中度糜烂、胃溃疡。处方前,患者出示了一诊处方,专家阅后,仅给她开了几种西药,并嘱她回家仍找原医师开中药调治即可,不必劳顿再赴省城治疗。从此在余处将息调治 2 个月余,诸症尽除,随访至今未复发。

按:《伤寒论》第 149 条:伤寒五六日,呕而发热者,柴胡汤证具,而以他药下之,柴胡证仍在者,复与柴胡汤。此虽已下之,不为逆,必蒸蒸而振,却发热汗出而解。若心下满而硬痛者,此为结胸也,大陷胸汤主之;但满而不痛者,此为痞,柴胡不中与之,宜半夏泻心汤。《金匮要略·呕吐哕下利病脉证并治》:呕而肠鸣,心下痞者,半夏泻心汤主之。从这 2 条条文来看,心下痞满一症是完全适合辛开苦降法的。半夏泻心汤寒热平调,散结除痞,适用于寒热互结之胃脘痞胀,但满不痛,或呕吐,肠鸣下利,苔腻而黄等症。然该案病机远不止如此,因患者体胖,且舌体肥大又有齿痕,提示中焦停饮。这与《金匮要略·痰饮咳嗽病脉证并治》附方:《外台》茯苓饮"治心胸中有停痰宿水,自吐出水后,心胸间虚,气满不能食,消痰气,令能食所言"病机类似,故二方合而取效。

痹证论治

痹者，闭也。痹证是涵盖了经络气血闭塞不通所引起的疼痛或麻木等一系列证候的总称。其成因十分复杂。据其临床表现大致可以分为两个大的系统。

一是以《黄帝内经》提出的"风、寒、湿三气杂至合而为痹"为论点。其风气胜者为行痹，寒气胜者为痛痹，湿气胜者为着痹。后世医家多宗此论治。由于临床表现的复杂多变，辨证论治难度较大，主要表现为选方上存在药味多、处方杂、费用增多，病程较长。

二是以《金匮要略》《伤寒论》提出的"风湿相搏""汗出当风""久病取冷""风血相搏""汗出入水中""饮酒汗出当风"等多种致病因子。其治疗大法不仅注意风寒湿三气，也重视养血活血，更重要的是强调了辨六经和方证。这就尤如为医者打开了一扇窗，使之在临证中更能直观地辨证处方。

由于经方的精准用药原则，通常药味少，疗效独特，能降低费用，缩短疗程，具有广泛的发展前景。

痹证是一个常见多发而又难治的疾病。在我临证 30 多年来，不断学习前辈经验，总结在实际诊疗中的得失，逐渐形成了自己的一套治痹体系，验之临床，收到了很好的效果，深得患者信赖。

痹病辨治的基本原则为先分六经，再辨方证，最后选方，结合时方，合理加减，减少费用，简明扼要，一目了然。

发微汗，是治疗痹病的一个重要原则。当下大多医师认为治痹首当止痛，处方时采用大量祛风止痛或活血止痛药，疗效却并不明显，是乃不知治痹之要。根据经方家胡希恕的学术观点结合自己的实践总结如下。

一、葛根加术汤方证

【医案19】刘某，女，32岁。2016年3月10日初诊。

主诉：感冒2天，颈椎活动受限2小时。

现病史：2天前参加国际妇女节广场舞比赛受凉感冒，未予治疗。今晨起床前在床上看手机约2小时，起床时觉颈椎僵痛，活动受限。

症状：颈椎僵痛，活动受限。喷嚏连连，鼻流清涕，四肢酸痛，无汗出，全身裹得密不透风还觉冷，体温38.1℃，呕吐，脉弦滑，舌淡苔白腻。

六经辨证：颈椎僵痛，活动受限。喷嚏连连，鼻流清涕，四肢酸痛，无汗出，全身裹得密不透风还觉冷，体温38.1℃，脉弦滑，舌淡苔白腻此属太阳伤寒证。呕吐，脉弦属外邪暂入少阳。

处方：葛根加术夏汤。葛根3包，麻黄2包，桂枝2包，生姜3包，白芍1包，炙甘草2包，大枣2包，苍术2包，半夏1包。开水冲泡，每日2剂，分4次服。2剂。颈椎刮痧1次。以痧出为度。

二诊：2016年3月11日，自诉药后汗出，诸症即减，现除颈椎仍有不适外，无其他症状。

处方：葛根2包，麻黄1包，桂枝2包，生姜2包，白芍1包，炙甘草2包，大枣2包，苍术1包，威灵仙1包，川芎1包，鸡血藤2包。10剂巩固。

按：《金匮要略·痉湿暍病脉证并治》：风湿相搏，一身尽疼痛，法当汗出而解，值天阴雨不止，医云：此可发汗，汗之不愈者，何也？盖发其汗，汗大出者，但风气去，湿气在，是故不愈也。若治风湿者，发其汗，但微微似欲出汗者，风湿俱去也。

本方证是由解肌发汗之葛根汤加祛湿圣药苍术组成。发汗剂中加利水祛湿之品，可令湿从小便出，热亦随湿解，从而让风湿俱祛，是"祛湿不利小便，非其治也"的具体应用范例。此法临床应用最多。《神农本草经》：葛根治诸痹，痉与痛，而非颈椎专药也。凡是经输不利，筋脉痹阻都可用。桂枝葛根汤方证与该方证所不同处，是前者有汗而后者无汗，前者表虚而后者表实。不可混淆。

本案感寒后，外邪闭阻太阳经脉，导致营卫不和，经输不利，故治疗大法当首选发汗解表，生津舒筋。从症状及舌脉中不难看出表邪已经向少阳渗透，同时兼有湿邪，故在解表透邪之际，加苍术燥湿健脾，加半夏以降逆止呕。之所以不用柴胡、黄芩，是因少阳证并不严重，只有向里传的趋势。表解后自然不会内传了，故不必多此一举，造成浪费，徒增患者负担。

二、麻杏苡甘汤方证

【医案 20】胡某，男，52 岁。2017 年 5 月 26 日初诊。

主诉：双下肢沉重酸胀 2 年，加重 3 天。

现病史：患者系洞庭湖区鱼虾养殖户，需常年入水作业。2 年来常觉双下肢沉重酸胀，常通过饮酒缓解。3 天前，症状复发，饮酒亦不缓解，双下肢酸胀，不能平卧于床，活动稍减，下肢冷。且伴全身关节疼痛，不能作业，因以前曾有同事在我处治愈，遂专程找我治疗。

症状：如前，头晕，血压正常，不怕热，很少出汗，大便每天 1 次，不硬，饮食如故，舌淡苔白腻，脉沉弦滑。

处方：麻杏苡甘汤合当归四逆汤。麻黄 4 包，杏仁 1 包，生薏苡仁 2 包，炒薏苡仁 2 包，当归 1 包，桂枝 2 包，白芍 1 包，细辛 2 包，木通 1 包，炙甘草 2 包，生姜 2 包，大枣 2 包。因路程较远带药 20 剂，嘱症状好转则将麻黄、薏苡仁各减 2 包。每天1 剂开水冲服。

5 天后即电话告知，症状好转大半，问麻黄、薏苡仁是否可减？嘱再进 5 剂再减不迟。此后无音讯。2019 年春节期间带女儿来诊告知，近 2 年一直没有复发。

按：《金匮要略·痉湿暍病脉证并治》云：病者一身尽疼，发热，日晡所剧者，名风湿。此病伤于汗出当风，或久伤取冷所致也，可与麻黄杏仁薏苡甘草汤。本方以麻黄辛温发汗，薏苡仁甘寒利湿，也是小发汗法，从六经方证理论看，本方证属表实热证。凡风湿日久而湿热较明显时，是不可大发其汗以退热的，而此方正逢其时。周身关节痛，发热午后明显，身重，四肢关节肿而口中和或黏，舌苔白腻脉弦滑。《金匮要略·痉湿暍病脉证并治》云：太阳病，其证备，身体强，几几然，脉反沉迟，此为痉，瓜蒌桂枝汤主之。第 12 条太阳病，无汗而小便反少，气上冲胸，口噤不得语，欲作刚痉，葛根汤主之。这 2 个条文，都是描述痉病，也就是现代医学的颈椎病变，一柔一刚，也即有汗、无汗的区分用药，不可不知。若舌苔黄腻，甚或裂纹，乃湿热盛，伤其阴，是为二妙、三妙、四妙之证矣。

《神农本草经》谓薏苡仁甘微寒，主筋急拘挛。临床验证，该药剂量宜大，一般 30～60g，如果大便不实，可将薏苡仁炒焦用，用量达 60g 时我一般用生、熟各 30g 效果较理想。

【医案 21】张某，男，55 岁。2021 年 10 月 1 日初诊。

主诉：周身肌肉关节酸痛 10 天，加重 1 天。

现病史：中秋过后，正是种蔬菜的好时节。每日早晚 2 次挑水抗旱致大汗淋漓。10余天来觉双膝关节疼痛，以为是挑水引起未予重视。昨天开始周身肌肉关节酸胀、游走性疼痛，乏力、咽痒干咳痰少，自觉身热，体温正常，舌淡红苔薄白略黄腻，脉弦滑。

辨证：汗出当风，寒湿内蕴化热。

治则：宣肺解表，祛湿清热。

处方：麻杏苡甘汤加味。麻黄9g，杏仁10g，薏苡仁30g，炙甘草6g，桑叶10g，半夏10g。1剂顿服。

服后约2小时周身汗出如水，全身疼痛顿失，甚是高兴。至夜半，诸症迭起，一夜无眠。

二诊：10月2日，症如前述，又见口苦、舌干，心烦，脉象未变。仍予麻杏苡甘汤加味。

处方：麻黄3g。杏仁10g。薏苡仁30g，炙甘草6g，苍术10g，石膏20g。2剂，每次1剂顿服，每天2次。

药后约2小时得微汗，诸症消失而愈。

按：麻杏苡甘汤出自《金匮要略·痉湿暍病脉证并治》，是张仲景治疗风湿所致周身疼痛的有效方剂。原文："病者一身尽疼，发热，日晡所剧者，名风湿。此病伤于汗出当风，或久伤取冷所致也，可与麻黄杏仁薏苡甘草汤。"从上面的条文病机分析，此乃系风湿并重，阻滞经络，气血运行不利，卫阳不充，失于防御，风湿之邪乘虚而入，或经脉久有劳伤，复感风湿之证。这个病症在临床常见，很多患者因剧烈运动如跑步、打球后大汗淋漓后，为求凉快，马上吹风扇或者冲洗冷水，又或者喝冷饮，导致毛孔收缩，汗出不彻底，湿气聚于体表，受寒而致外感风寒夹湿，发热全身疼痛。这个时候就可以服用麻杏苡甘汤以解表、疏风祛湿。案例20的患者长期入水作业，寒湿内侵日久，其症与麻杏苡甘方证相符，然为何要用当归四逆呢？盖因其诉下肢冷。《伤寒论》第351条：手足厥寒，脉细欲绝者，当归四逆汤主之。患者头晕，下肢怕冷（时至5月立夏时分），脉象偏沉，结合长期劳作，考虑血虚寒厥，故予当归四逆汤养血通脉，温经散寒为治。二方合用，互为补充，其效更彰。案例21患者从初始症状来看与此方证条文是吻合的，但从服药效果来看明显是对该方剂用量掌握不够精准，因此才有药后"汗出如水""口苦舌干，心烦"等症出现。麻黄剂量太过是造成此变证的根本原因，古人云："发汗太过，风气去而湿气存。"确为谆谆告诫之语，临证当吸取教训。好在亡羊补牢，为时未晚，二诊时仍予原方并加苍术、石膏燥湿清热除烦并佐麻黄之辛温发散取效。从临床上看，该方不仅仅是治疗肌痹常用方，在外科皮肤病如黄褐斑、疣等病的治疗上，只要有相同病机都可用本方加减治疗取效。

三、桂枝芍药知母汤方证

《金匮要略·中风历节病脉证并治》：诸肢节疼痛，身体魁羸，脚肿如脱，头眩短气，温温欲吐，桂枝芍药知母汤主之。

药物组成：桂枝，麻黄，白芍，生姜，白术，知母，防风，附子，甘草。

六经方证：阳明少阴太阴。寒热错杂。

桂枝芍药知母汤治风湿历节。症见诸肢节疼痛，身体魁羸，关节肿大，脚肿如脱，头眩短气，温温欲吐。此历节病，为风湿侵袭肌肉关节渐次化热伤阴。风湿流注筋脉关节，气血运行不利，故诸肢节疼痛；病久不解，阴液亏耗，正气日衰，邪气日盛，故身体消瘦，关节肿大；湿无出路，流注下肢，故脚肿如脱；风邪上犯，则头目眩晕；湿阻中焦，气机不畅，则短气；胃气上逆，则心中郁闷不舒而欲吐。本证关节局部可伴轻度发热、发红，脉细略数。此为正虚邪实，寒热错杂之历节，方用桂枝芍药知母汤，使风、寒、湿俱去，阴复热退，疼痛缓解。

本方证主症：周身关节疼痛，四肢或膝踝关节肿大、僵硬或指趾关节变形，头眩气短，苔白脉弦，凡临床表现为寒热错杂、虚实夹杂的痹证都可应用。

现代应用：慢性风湿、类风湿关节炎见寒热错杂证者，尤关节肿大变形而伴气冲呕逆者。若关节红肿热痛明显，说明阳明热甚，可加石膏30～60g。

中医学大家焦树德的尪痹汤就是在该方基础上演变而成。全方由熟地黄、续断、附子（制）、独活、骨碎补、桂枝、淫羊藿、防风、威灵仙、皂角刺、羊骨、白芍、狗脊（制）、知母、伸筋草、红花组成，具有补肝肾，强筋骨，祛风湿，通经络的作用。用于久痹体虚，关节疼痛，局部肿大、僵硬畸形，屈伸不利，以及类风湿关节炎见有上述症候者。

【医案 22】易某，女，50岁。2019年4月17日初诊。

主诉：类风湿关节炎反复发作1年，加重3天。

现病史：1年前因指关节肿大疼痛入院检查，诊断为类风湿关节炎。住院治疗1周，通过消炎、针灸等治疗，症状改善出院。一直服用非甾体类抗炎药和糖皮质激素类药物，仍反复发作。此次发作3天，入院检查因发现骨质疏松较严重，不愿再服激素类药物，经人介绍来诊。

症状：十指关节呈梭形改变，疼痛，自觉寒热往来，一过性出汗，口苦口干，心烦眠差，饮食减少，大便2～3天1行，较硬，已绝经2年，脉弦滑，舌暗红苔薄黄，舌下系带青紫。

六经辨证：十指关节呈梭形改变，疼痛，脉弦滑属太阳证。自觉寒热往来，一过性出汗。口苦口干，饮食减少，脉弦属少阳证。心烦眠差，大便 2～3 天 1 行，较硬属阳明证。舌暗红，舌下系带青紫属血瘀证。故辨为太阳少阳阳明三阳合病兼血瘀。

处方：小柴胡汤加味。柴胡 3 包，黄芩 1 包，半夏 1 包，天花粉 2 包，威灵仙 1 包，七叶莲 30g，透骨草 2 包，知母 1 包，当归 1 包，赤芍 1 包，白术 1 包，防风 1 包，石膏 2 包，炙甘草 2 包，大枣 2 包，党参 2 包。将七叶莲煎水冲泡余药，每日 1 剂，分 2 次服。15 剂。

二诊：2019 年 5 月 1 日，除关节仍有肿痛外，余症已消失，不能吹风，大便稀溏，脉滑弦，舌淡红苔白。

处方：桂枝芍药知母汤加味。桂枝 2 包，麻黄 1 包，白芍 1 包，生姜 2 包，白术 1 包，知母 1 包，防风 1 包，附子 2 包，炙甘草 2 包，七叶莲 30g。20 剂。服法同一诊。

三诊：2019 年 5 月 21 日，关节肿痛进一步好转。仍予原方，七叶莲减至 20g。服法同前。以后复诊 3 次，病情稳定。

处方：焦老尪痹汤。熟地黄 2 包，续断 1 包，附子 2 包，独活 1 包，骨碎补 2 包，桂枝 2 包，淫羊藿 1 包，防风 1 包，威灵仙 1 包，鹿角霜 1 包，白芍 1 包，狗脊 1 包，知母 1 包，伸筋草 1 包，红花 1 包。30 剂。每日 1 剂分 2 次服。随访至今未见复发。

按：类风湿关节炎被称为“不死的癌症”，现代医学治疗不良反应大，几乎需终生服药。中医学治疗亦因疗程较长，患者难于服药而常被迫中止。一般认为患者年轻时较好治疗，中年过后治愈率有所下降，原因主要是随着年龄增大，肝肾功能退化，免疫力低下所致。本案患者年过 50，能成功治愈，实在难得。

本案初诊时实际上是用了小柴胡汤合半个桂枝芍药知母汤。

为什么这么用呢？这个患者所表现出的证很复杂，有阳明的心烦，少阳的口干口苦，也有太阳中风的关节疼痛和汗出，还有关节肿大的太阴寒湿和瘀阻等。三阳合病取其中，故首先处小柴胡和解之。类风湿关节炎急性活动期，虽然是寒热错杂，虚实夹杂，在治疗上还是应先表后里。桂枝芍药知母汤显然是表里同治之剂，表的部分在三阳，已予小柴胡和解，遂桂枝汤可以去掉；患者里热已成，虽本知为寒，但并未显现，故去助阳之附子。伺表轻或去，再正本清源以治。二诊开始，症状逐渐趋向好转，故予守方。治疗这类疾病，守方也很考验医患双方的耐心，在做到自己心中有守方底气时，就该与患者好好沟通，打消患者顾虑，以免误会医生而导致停药，影响治疗。

七叶莲属五加科鹅掌柴属植物鹅掌藤的根或茎叶。性温，味辛、微苦，有小毒，有祛风止痛、活血消肿的作用。经药理研究证实其主要成分七叶皂苷有激素样作用，又无糖皮质激素类药物的不良反应，毒性作用比公认的雷公藤小。我临证常用于治疗痹证，疗效确切。囿于采挖较难，市场上尚未见有货。

四、桂枝加苓术附汤方证

【医案 23】胡某，男，45 岁，教师。2000 年 4 月 6 日初诊。

主诉：右肘关节疼痛 3 天。

症状：3 天前上课板书时发现肘关节疼痛，未予重视。之后症状加重，板书困难才来就诊。

现症：右肘关节疼痛，稍动即出汗，怕风，肢冷，胃脘偶痛，心闷不舒，胃脘觉冷，常以手抚摸则舒，饮食尚可，大便稀溏日 3 次，舌淡苔白脉细弦。

六经辨证：肘关节痛，稍动即出汗，怕风，四肢冷，舌淡苔白脉细弦属少阴证。胃脘偶痛，心闷不舒，胃脘觉冷，常以手抚摸则舒属太阴里虚寒证。辨为太阴少阴合病。

处方：桂枝加苓术附汤方证。桂枝2包，白芍1包，茯苓2包，炒白术1包，附子2包，炮姜2包，炙甘草2包，大枣1包，威灵仙1包，鸡血藤2包。10剂，开水冲泡，每日1剂分2次服。

二诊：2000年4月17日，诉服药后疼痛好转，其他症状亦明显改善，舌淡苔白，脉沉细。仍予守方10剂而愈。

按： 按现代医学诊断标准，该案当为"网球肘状关节炎"，属难治性疾病之一。中医学治疗该病，并不是着眼于病变局部，而是从人体整体出发，调整当下身体不适状态，最大限度地调动自身免疫机制，达到自愈的目的。这也是中医学治病的最大特色。本案不仅有少阴中风表证，同时也有太阴里虚寒证，太阴少阴的病变是在里的，是引发机能偏虚的主要因素，通过调节机体动能，达到了机体平衡，故不治痛而痛能自止。痹证中常见外有风寒在表，里有水湿停滞之证，里有所阻里亦不透，故不兼利其水则表必不解，若强发其汗则激动里饮变证百出。此时，唯有在解表方中兼用利湿祛饮之品，方能收里和表解之效。《伤寒论》第20条：太阳病发汗，遂漏不止，其人恶风，小便难，四肢微急，难以屈伸者，桂枝加附子汤主之。此为大汗后伤及表阳的证治，予该方回阳复液以治，旨在纠正其亡阳津伤；第174条：伤寒八九日，风湿相搏，身体疼烦，不能自转侧，不呕不渴，脉浮虚而涩者。桂枝附子汤主之，是祛风温经，助阳化湿。本方证就是基于这2条条文而来，只是本方证更有脾湿之证，故予苓、术健脾化湿，体现出中州脾土在疾病发生发展中的重要性。

方证特点： 本方证不仅有陷于表虚寒的少阴证，而且有里虚寒的太阴证，所以治疗时不但用桂枝汤加苓、术解表利水，同时更用附子温阳，此方证临床应用机会尤多。临证中见腹中冷而便溏时还可加干姜温中。临床多用于治疗腰膝肘关节痛，头项强痛，心悸，汗出恶风，胃脘痛，关节冷，口中和，苔白，脉弦等症。

五、桂枝加黄芪汤方证

【医案 24】王某，女，58 岁。1998 年 10 月 14 日初诊。

主诉：10 余年来关节疼痛，尤以肩、肘、膝关节为甚，伴四肢冷，爱出汗，双上肢麻木，终日觉神疲乏力，唇淡舌淡红苔薄白，脉细缓。

六经辨证：太阳表虚证。

病机：营卫不和，表虚不固。

处方：桂枝汤加黄芪。桂枝 15g，白芍 15g，炙甘草 6g，生姜 10g，大枣 7 枚，黄芪 30g，鸡血藤 30g，当归 10g。10 剂，水煎，每日 1 剂分 2 次服。

二诊：1998 年 10 月 25 日，服初诊药后症状明显好转，仍守方迭进 20 余剂巩固疗效。

按：《金匮要略·血痹虚劳病脉证并治》云：血痹，阴阳俱微，寸口关上微，尺中小紧，外证身体不仁，如风痹状，黄芪桂枝五物汤主之。这是治疗贫血的一首方剂。血不营筋可以导致肌肤不仁，筋脉拘急疼痛。造成贫血的原因很多，如脾胃虚弱，化生不足；肾虚不化以及现代医学所说的骨髓病变等。就本案而言，唇淡，肌肤麻木，均为脾所主，因而认定脾胃亏虚导致贫血并无不妥。黄芪桂枝五物汤乃桂枝汤化裁而来，所不同之处在于有无炙甘草一味，姜、枣、草三味，临床上习惯称为健脾"三兄弟"，是一个平和且效果独特的健脾药对，故在本案弃黄芪桂枝五物汤，而启用桂枝汤加黄芪，更有针对性。所加鸡血藤具有活血补血、调经止痛的功效，当归合黄芪名当归补血汤，也是气血亏虚的常用方剂。故诸药合用，靶点明确，用药精准，起效迅速。

本方证与上一方证都是桂枝汤变方，上方证病在少阴太阴，而本方证病在太阳。太阳与少阴一在外一在内，也可以称为表里关系。本方证重在固表祛湿，前桂枝苓术附方证则重在温阳祛饮。这也是黄芪与附子的应用之别。《神农本草经》：黄芪主痈疽、久败疮，排脓止痛，大风癞疾，补虚。从所主来看，均为肌肤间病并可补虚，主要是补表气之不足，凡表虚水湿邪气不去，而形成的痹痛、麻木等症，均是该方证的用武之所在。此方证与"黄芪桂枝五物汤"只甘草一味之别，但后者比桂枝汤中生姜加了一倍，旨在使表邪速散，所为"甘者，缓也"即为此意。本方证主要用于长期关节疼痛，汗出恶风明显，四肢关节冷或身热，或肢体麻木不仁，苔薄白，脉微细而紧。

六、柴胡桂枝干姜汤合当归芍药散方证

【医案25】邓某，女，68岁，退休干部。2018年8月14日初诊。

主诉：腰膝关节疼痛反复发作10余年，加重1天。

现病史：患者退休前为机关单位工作人员。腰膝关节疼痛反复发作，经医院体检排除腰椎间盘突出症，诊断为腰肌劳损、膝关节退行性病变。经中西医结合（药物不详）治疗10余年，仍时有发作。此次无明显诱因于1天前复发，经人介绍来诊。

症状：腰膝关节疼痛，双下肢酸软无力，跛行，足踝关节处轻度水肿，心悸，动则汗出，头汗为甚，口干口苦，喜喝热水，晨起头晕，血压150/90mmHg，心率每分钟78次，律齐，未服降压药。大便稀溏，日3次以上，舌体胖大舌质淡红有齿痕苔白，脉沉细弦滑。

六经辨证：腰膝关节疼痛，双下肢酸软无力，跛行，动则汗出，头汗为甚，口干口苦，大便稀溏日 3 次以上，脉沉细弦属厥阴证。足踝关节处轻度水肿，心悸，舌体胖大舌质淡红有齿痕苔白，脉弦滑属太阴证兼饮。

处方：柴胡桂枝干姜汤合当归芍药散加味。柴胡 15g，桂枝 10g，干姜 10g，天花粉 10g，黄芩 10g，牡蛎 30g，当归 10g，白芍 15g，白术 15g，茯苓 15g，泽泻 20g，川芎 10g，炙甘草 6g，威灵仙 15g，骨碎补 15g。10 剂。水煎 2 次混合后分 2 次温服。此后复诊 2 次，均守方迭进，共服药 40 剂，诸症悉除，随访至今未有复发。

按：《伤寒论》第 147 条："伤寒五六日，已发汗而复下之，胸胁满微结，小便不利，渴而不呕，但头汗出，往来寒热，心烦者，此为未解也。柴胡桂枝干姜汤主之。"说到此方，不得不说一段医家趣闻。陈慎吾老中医言柴胡桂枝干姜汤"有阴证机转"，刘渡舟老中医问何谓"阴证机转"，陈老左顾而言他，不予明言。刘老牢记此言，苦思多年，结合临床，方悟得其理。从此施治于临床，屡获奇效，可见刘老对医道之执着，同时也体现了刘老悟性极高，不愧为中医之大家。按胆热脾寒对本方主症进行解释，则顺理成章。胸胁满微结，但头汗出，口渴，往来寒热，心烦诸症，均为病在少阳，少阳枢机不利，胆热郁于上所致。小便不利之因，一则少阳枢机不利，影响气化；二则脾阳不足，津液转输不及所致。而不呕则是少阳之邪转入太阴，未影响胃腑之故。仲景虽未明言大便情况，但便溏之证在所难免，不言者，病变虽涉太阴，未必影响大便，故曰有"阴证机转"也。此与太阳病提纲证未言"发热"意义相同。当归芍药散是妇科名方，治妇人腹痛，本方养血调肝、健脾渗湿，体现了肝脾两调、血水同治的特点。

方证特点：该方证初看与痹证毫不搭边，而临床却见之颇多。究其本质，乃因本方证病位在厥阴和太阴，呈气血两虚水盛之证。故在治疗上取温阳强壮解半表半里，养血利水。

临床应用：痹证以腰酸背痛为主者，多见于颈腰椎骨质增生、骨质疏松、风湿性关节炎、类风湿关节炎、强直性脊柱炎等，但见上述方证，均可以此方治之。本方证主要用于腰骶关节、项背酸痛，胸胁满闷，膝软无力，心悸心满，口苦咽干，自汗盗汗，或下肢浮肿，舌淡体胖苔白水滑或齿痕，脉沉细弦。对于这类疾病，初涉临床确实不知从何下手。但其实只要抓住了疾病病机，治疗也并非难事。本案病机一是血虚水盛，二是胆热脾寒。抓住了这两点，根据方证病机对应原则，选方用药则是顺理成章。我也是在学习了胡希恕前辈经验后才认识到这一点，所以站在巨人肩膀之上，的确有事半功倍之效。即便如此，也有一个前提，那就是一定要熟读经典！只有经典烂熟于心，用时才可能得心应手！

七、五苓骨痹汤方证（经验方）

方药：桂枝15g，茯苓15g，泽泻30g，白术15g，猪苓15g，威灵仙15g，桑寄生15g，杜仲10g，补骨脂15g，枸杞子15g，骨碎补15g，透骨草15g，鸡血藤30g，牛膝10g，狗脊15g，炙甘草6g。若湿热表现明显一般去五苓散用四妙散加滑石，或原方加茵陈、滑石。

主症：腰痛腿软，不可转侧，行动不便，下肢麻木，出汗，舌淡苔白脉弦。

主治：腰椎退行性病变，腰椎间盘突（膨）出症急性发作期。

方证特点：腰椎退行性病变和腰椎间盘突（膨）出症者，因急性发作期产生大量炎症渗出液刺激局部肌肉神经，从而引发疼痛，活动受限。受现代医学注射甘露醇快速脱水，降低炎症所引发的水肿压力以缓解疼痛原理的启发，我创制了五苓骨痹汤。该方由五苓散合腰四味、肾四味加味组成。此处两个问题，为什么用五苓散？为什么用腰四味和肾四味？第一个问题在前文中也有提过，借五苓散利水作用快速消除椎间盘病变而引起的炎性水肿，相当于现代医学甘露醇作用。第二个是因腰乃肾之腑。肾四味是枸、菟、仙、补，有益肾精、鼓肾气的作用。此四味温阳无桂、附之弊，滋阴无熟地之腻。腰四味杜、仙、牛膝、狗脊，从单味药而言不仅有通经活络之功，也有补肾之用。两者相合，互补尤为明显，这是通过大量案例分析而得，经大量临床案例验证，疗效可靠。

《本草纲目》："透骨草治筋骨一切风湿，疼痛挛缩，寒湿脚气。"主治风湿痹痛，筋骨挛缩，寒湿脚气，腰部扭伤，瘫痪，闭经，阴囊湿疹，疮疖肿毒。用在该方中亦很合拍。

【医案 26】肖某，男，55 岁。2020 年 7 月 7 日初诊。

主诉：腰腿疼痛、跛行 2 个月。

症状：腰痛，右下肢疼痛，跛行，口苦口干，不出汗，大便较硬不秘，CT 示：$L_{4\sim5}$ 椎间盘突出，硬膜囊受压。脉细弦，舌暗红苔薄黄腻，舌下系带青紫。

现病史：2 个月前在行车途中突发腰痛，未予重视，休息 1 天无好转，不能起床，在住所附近药房购腰痛片服用 3 天不效遂入中医研究院门诊，确诊为腰椎间盘突出症。经针灸推拿并服中药治疗 1 个多月，腰痛稍有减轻，但右下肢疼痛加重。又入医院门诊予药物治疗 1 个月（艾瑞昔布片、双醋瑞因胶囊、活络消痛胶囊），疼痛好转。上班第 2 天，诸症依然，经人介绍来诊。

六经归属：太阳少阳夹湿热兼瘀。

处方：麻杏苡甘合四妙骨痹汤。麻黄 1 包，杏仁 1 包，薏苡仁 2 包，苍术 1 包，黄柏 2 包，川牛膝 1 包，威灵仙 1 包，桑寄生 1 包，透骨草 2 包，骨碎补 2 包，狗脊 1 包，酒大黄 1 包，炙甘草 2 包。15 剂。每日 1 剂泡服。

二诊：7 月 18 号来电告知，已服完 10 剂，疼痛大减，能正常走路，询问能否出车，拟原方守服 15 剂后恢复工作。

【医案 27】胡某，男，53 岁。2018 年 10 月 20 日初诊。

主诉：腰腿疼痛，行走困难半个月。

现病史：发病时正值本人在广州学习期间，便入镇中心卫生院中医科住院治疗，CT 示：L$_{4\sim5}$、L$_5\sim$S$_1$ 椎间盘膨出，椎间孔变窄，硬膜囊受压。经中药、牵引、针灸治疗症状无缓解而出院。

症状：腰痛，左下肢自臀部沿大腿外侧至足部疼痛麻木。不能站立行走，躺下亦不能缓解，取蹲位稍有缓解。出汗，口干喜喝水，小便较平时多，大便可，脉弦滑，舌淡红暗苔白腻。

六经辨证：太阳兼血瘀。

处方：五苓骨痹汤加味。桂枝 2 包，苍术、白术各 1 包，泽泻 2 包，猪苓 1 包，威灵仙 1 包，淫羊藿 1 包，杜仲 1 包，狗脊 2 包，骨碎补 2 包，透骨草 2 包，鹿角霜 2 包，炙甘草 2 包，酒大黄 1 包，延胡索 1 包，鸡血藤 2 包。10 剂。开水冲服，每日 2 剂。

二诊：2018 年 10 月 26 日，诉疼痛减轻，能躺下睡 2～3 小时，每次能独立行走约 100 米，口干好转，下肢麻木减轻，大便日 2 次，脉弦，舌淡红苔白。药已对症，仍予原方 10 剂守服。每日 1 剂。

三诊：诸症进一步好转，能独自步行来诊，汗出，怕冷。大便日行 2 次且溏，舌淡苔白脉沉缓。之前通过发汗，虽症状减，但卫阳虚弱，表气不固已经显现，虽无四肢微急拘挛之证，知津液消亡并不甚严重，但见一证不必悉俱，故用之。腰椎病后期还是应补肾温督以治其本，以减少复发，巩固疗效，故以肾四味为主。《伤寒论》第 20 条：太阳病，发汗，遂漏不止，其人恶风、小便难，四肢微急，难以屈伸者，桂枝加附子汤主之。

处方：桂枝附子骨痹汤方。桂枝 2 包，赤芍、白芍各 1 包，附子 2 包，炙甘草 2 包，炮姜 2 包，大枣 2 包，威灵仙 1 包，枸杞 2 包，巴戟 2 包，菟丝子 2 包，鹿角霜 2 包，狗脊 1 包，骨碎补 2 包，补骨脂 2 包，透骨草 2 包，牛膝 1 包。15 剂，每日 1 剂。

【医案 28】江某，女，51 岁。2017 年 4 月 2 日初诊。

主诉：背部疼痛 1 个月，加重 1 周。

症状：1 个月前出现无明显诱因背部疼痛，日轻夜重，睡觉中常痛醒，且醒后常全身汗出，在某医院做 MRI 示：$T_{1\sim8}$ 退行性病变，椎管变窄。既往腰椎间盘突出症。素怕冷，神疲乏力，唇白无华。月事已断年余，大小便正常。舌淡苔白，脉沉细。

六经辨证：太阳少阴兼血虚。

处方：桂枝附子汤合当归补血汤、骨痹汤。桂枝 12g，白芍 10g，附子 10g，当归 15g，黄芪 30g，狗脊 10g，骨碎补 15g，杜仲 10g，透骨草 15g，牛膝 10g，鹿角霜 15g，威灵仙 10g，炙甘草 6g，生姜 9g，大枣 10g。15 剂，颗粒剂，每日 1 剂，开水冲泡，分 2 次服。

二诊：2017 年 4 月 17 日，患者自诉，服至第 10 剂觉背部疼痛已消失，怕冷亦有好转，为巩固疗效，要求继续服药，脉较前有力，舌淡苔白。药已中的，无须更方，原方加补骨脂 15g，续服 15 剂而瘥。

按： 以上两案都是椎间盘病变，只是病变部位前一位患者在腰，后一位患者在胸椎，所表现的症状也大体相似，都有怕冷汗出之症。然案 27 患者首诊并未见少阴证，而仅表现太阳兼瘀，故径用五苓骨痹汤，只是在第三诊时才见少阴证，而案 28 患者在病变初期即见到太阳少阴合病，故首诊即用桂枝附子汤合当归补血汤、骨痹汤都收到了较好疗效。有人或许会问，案 28 患者疼痛夜甚，当属血瘀，可辨证为何为血虚呢？首先患者为女性，正值更年期，营卫气血不足乃为常，且其神疲，唇白等症状及舌脉特征也支持这一论断，晚间的出汗正是营卫不和的结果，故于方中又合上当归补血汤，这样也照顾到方方面面的症状。所以临证看病，首先要有整体观，其次也要注意整个疾病在发生发展变化过程中的某个细节，做到整体与局部兼顾以确保疗效。

抑郁失眠病因多，少阳肝胆总关情

当今社会，人们受环境及生活方式的影响，精神情志疾病表现突出，这类疾病的一个共同特征是先抑郁，继而失眠。症状表现因某些基础性疾病不同而异，现代医学的常规抗焦虑治疗并非完全有效，且缺乏个体的灵活性。而中医治疗却有着独特的优势。

自古以来，先辈们创制了众多治疗失眠的方剂，也为历代医家所推崇。如治疗心阴亏损致失眠的天王补心丹，治疗心肾不交的黄连阿胶汤，治疗心脾两虚的归脾汤，治疗肝胆郁热的龙胆泻肝汤，治疗痰热扰心的黄连温胆汤，治疗胃气不和的半夏秫米汤，治疗虚劳虚烦的酸枣仁汤等，只要辨证准确疗效都很显著。但这些方子针对情志因素引起的失眠，效果欠佳。《伤寒论》中的绝大多数柴胡剂都有牵涉到情志问题。如小柴胡汤的"胸胁苦闷，默默不欲饮食，心烦喜呕"，大柴胡汤的"呕不止，心下急，郁郁微烦"，柴胡桂枝汤的"关节烦疼"，柴胡桂枝干姜汤的"往来寒热，心烦者"等，其中柴胡龙骨牡蛎汤的"胸满烦惊"更体现出情志病的典型特征。因此有人认为柴胡龙骨牡蛎汤中的龙骨、牡蛎属于中药里的镇静剂，不无道理。失眠的基本病机是阳不入阴，而柴胡龙骨牡蛎汤能够调和阴阳、疏肝解郁，重镇安神、补泻兼施。正所谓"补其不足，泻其有余，调其虚实，以通为道，阴阳调和，其卧立至"。因此，在临床中，凡是情志不调、气机郁滞所致之失眠都可用柴胡剂治疗，或者根据患者脏腑气血的不同结合前述专病专方治疗，都会收到显著疗效。

【医案 29】王某，女，47 岁。2017 年 5 月 17 日初诊。

现病史：患者因家庭变故终日沉默寡言，渐至彻夜不眠。经多家医院诊断为"抑郁症"。服用抗焦虑药物及安神类中药合并心理治疗无效。经人介绍来诊。

现症：彻夜不眠，稍闻响动即感惊吓，喜叹息，纳差，脘腹饱胀，言语少，好走动，头时晕，出汗。月经量少无血块，周期尚准，经行乳胀，胁肋不适，大便 3～4 天 1 行，小便时黄，脸色憔悴，脉细弦，舌淡红苔黄腻。

六经辨证：少阳太阴合病。

病机：肝郁气滞，扰乱心神。

治则：疏肝解郁，重镇安神。

处方：柴胡龙骨牡蛎汤加减。柴胡4包，法半夏3包，黄芩3包，龙骨2包，牡蛎2包，大黄（或虎杖）1包，磁石2包，桂枝3包，茯神3包，酸枣仁3包，香附1包，炙甘草3包，生姜2包，大枣2包，浮小麦3包。10剂。开水冲泡，睡前2小时顿服。

二诊：2017年5月27日，患者自诉诸症减轻，已能睡4～5小时，大便通畅，能在家正常做家务。仍予前方20剂巩固，随访至今未见复发。

【医案30】王某，女，19岁，学生。2016年3月6日初诊。

主诉：烦躁失眠10个月。

现病史（其母代诉）：2015年参加高考，发挥失常，只考了个三本学校后终日闷闷不乐，后至烦躁，一言不合便摔东西，入夜失眠，日渐憔悴。经某医院心理科诊断为"抑郁症"。服"三唑仑"等药物改善不大。经介绍来诊。

症状：坐立不安，眼神四顾，眼角有眼屎，问话不答，食欲较佳，食后常干呕，失眠多梦，大便数日1次（其母代诉），舌红苔黄腻，脉弦。

六经辨证：少阳阳明合病。

病机：邪郁少阳，阳明火结。

治则：和解少阳，通腑泄热。

处方：柴胡30g，黄芩15g，白芍15g，半夏20g，枳实15g，大黄（后下）10g，生姜5g，大枣15g。5剂，水煎，每日1剂，分2次服。

二诊：2016年3月12日，服药后泻下黑粪污浊甚多，精神好转，问话能答，月经已 2 个月未来，发病前月经不规律，色黑有块。喜叹息，夜能寐 3 小时左右，梦多，晨起头晕。舌淡红苔薄白，脉沉细弦。

处方：桂枝茯苓丸合酸枣仁汤、甘麦大枣汤。桂枝 10g，牡丹皮 10g，茯神 15g，赤芍 15g，桃仁 10g，酸枣仁 30g，知母 10g，川芎 6g，小麦 60g，炙甘草 6g，大枣 15g。15 剂。经期不停服。

三诊：2016 年 3 月 28 日，药未尽，经已至，遵嘱守服，前 2 天下黑血块甚多，5 天干净。夜寐 4 小时左右，能助父母做家务，偶尔翻书。原方以四物汤易桂枝茯苓丸守服。

处方：当归 15g，川芎 6g，赤芍 15g，熟地黄 30g，菟丝子 15g，酸枣仁 30g，知母 10g，小麦 60g，炙甘草 6g，大枣 15g。20 剂。经期停服。

四诊：2016 年 4 月 24 日，药尽经尚未来，诉近几天乳房胀，白带增多。每晚能睡 5～6 小时，白天能连续看书 2 小时左右，精神萎靡，口稍苦口干，大便可，脉细弦，舌淡红苔薄。

处方：柴胡疏肝散合酸枣仁汤、甘麦大枣汤：柴胡 15g，陈皮 6g，川芎 6g，香附 10g，赤芍 10g，枳壳 10g，酸枣仁 30g，知母 10g，小麦 60g，大枣 15g，炙甘草 6g。15 剂。经期不停服。

五诊：2016 年 5 月 10 日。服药第 3 天月事已来，色红无块，5 天干净。能睡能吃，每日做家务，读书 3～4 小时不累，脉细，舌淡苔白。仍守方服至 40 剂后停药观察。9 月 1 日入校复读，2017 年高考大捷，现已读研。

【医案 31】向某，女，43 岁。2018 年 10 月 7 日初诊。

主诉：失眠，悲伤欲哭 1 年。

现病史：2017 年其母亲与家兄相继去世，悲伤过度，一蹶不振，常未开口泪先流，有时彻夜不眠。心理科诊断为"抑郁症"，口服药物（三唑仑）好转，停药如故，更增多疑，暴躁。家人要求中医治疗。

症状：失眠。有时彻夜不眠，有时独坐寡言，有时话多兴奋；悲伤欲哭，喜叹息。月经先后无定期，色黑有块，1 周干净，经前乳胀胁肋不舒。饮食减少，口干口苦，四肢冷，易汗出，腹胀，大便稀溏，日 3 次。舌红舌体胖大有齿痕，舌苔薄白，脉弦滑。

六经辨证：失眠。有时彻夜不眠，有时独坐寡言，有时话多兴奋，经前乳胀胁肋不舒，饮食减少，悲伤欲哭，喜叹息，口干口苦，四肢冷，脉弦属少阳证。失眠，有时彻夜不眠，易汗出属太阳中风证。腹胀，大便稀溏日 3 次属太阴证。舌体胖大有齿痕，舌苔薄白，脉滑属水饮。

处方：四逆柴胡桂枝干姜龙牡汤合甘麦大枣汤加味。柴胡15g，枳实 10g，白芍 15g，桂枝 10g，干姜 10g，天花粉 15g，黄芩 10g，牡蛎（包、先煎）30g，龙骨（包、先煎）30g，浮小麦60g，大枣 15g，炙甘草 5g。15 剂。

二诊：2018 年 10 月 22 日，服前药后症状好转，月经在服药后第 9 天来潮，量中等不黑，较上月推迟 8 天，6 天后干净，舌脉无变化。仍予上方合定经汤。

处方：菟丝子30g，白芍 30g，当归 30g，大熟地 15g，山药15g，白茯苓 9g，荆芥穗（炒黑）6g，柴胡 10g，枳实 10g，白芍15g，桂枝 10g，干姜 10g，天花粉 15g，黄芩 10g，牡蛎（包、先煎）30g，龙骨（包、先煎）30g，浮小麦 60g，大枣 15g，炙甘草5g。15 剂。

三诊：2018 年 11 月 7 日，症状进一步改善，夜寐可达 6 小时，口不干不苦，出汗消失，大便已成形，有时头晕，舌淡苔白，脉沉细。

处方：定经汤、酸枣仁汤合甘麦大枣汤。菟丝子30g，白芍30g，当归30g，大熟地15g，山药15g，白茯苓9g，荆芥穗（炒黑）6g，柴胡10g，浮小麦60g，大枣15g，炙甘草5g，酸枣仁30g，茯神15g，知母10g，川芎6g。20剂善后。2个月后带其女来治痛经，告知本人自服药后睡眠一直正常，月经规律。

按： 随着社会经济的快速发展，人们的心态普遍趋于浮躁。一些心因性疾病呈井喷式发生。抑郁症更是明显，而且大多集中在女性群体，这可能与女性生理结构、所处社会地位和性格因素等有关。抑郁的发生原因各不相同，所兼夹的症状也千差万别，但众多病例说明与心、肝、脾三脏尤为相关。从六经角度看，案29患者属少阴太阴病变，病机是肝郁气滞、扰乱心神，故予疏肝解郁、重镇安神为治，方选有镇静功效的柴胡龙骨牡蛎汤合养心安神的甘麦大枣汤合方取效；案30患者先表现为邪郁少阳、热结阳明。故治以和解少阳、通腑泄热，方用大柴胡汤。俟泻下热结，病机发生了变化，表现出气滞血虚血瘀证候，故予养血活血安神，兼清郁热除烦，用桂枝茯苓丸合酸枣仁汤为主取效，疏肝解郁、养血安神贯穿始终收功；案31患者表现为太阳少阴太阴兼饮，予四逆柴胡桂枝加龙牡为主组方取效，二诊表现为血虚证候，故改弦易辙为定经汤合酸枣仁汤，心、肝、脾、肾同调直至病愈。抑郁症的治疗应注意以下几点：一是养心安神应贯始终，二是疏肝必不可少，三是注意不同时期的兼证，"知犯何逆，随证治之"是关键，四是应对患者体现出足够的人文关怀和心理疏导。

前列腺病证各异，辨证精准见效奇

前列腺病是困扰中老年男性的一种常见、多发却又难治性疾病，分急性与慢性两种。急性期相对易治，而一旦转入慢性，则会因为长期炎症而导致增生，前列腺变得肥大以致排尿不畅等症状迁延不愈。现代医学一般采用药物或手术治疗，药物治疗效果并不理想，但大多数情况是等到症状严重，无法排尿时再予手术切除。给患者带来了很大的精神和肉体上的双重痛苦。30 多年来，我一直寻求用中医的办法治疗该类疾病，疗效不错，特举病案如下。

【医案 32】朱某，男，84 岁。2014 年 6 月 25 日初诊。

主诉：小便点滴难出 2 个月。

现病史：前列腺肥大史 20 余年，淋巴癌史 10 年。一直服用普乐安片、坦索罗辛、非那雄胺片等药物，虽排尿不畅，但亦能排出。2 个月前，点滴难出。赴医院诊治，因白细胞偏低未能手术，只能插管加常规治疗，住院 1 个月仍不能拔管，遂带管回家调养。又 1 个月，拔管则滴尿不出。其子延余往诊，谋求中医治疗。

症状：腰酸腿软，导尿袋内所见尿液清淡无浑浊，每日尿量达 2000ml，声低，神疲口渴，喜喝温水，时值夏季仍觉肢冷，大便可，舌淡苔白，左脉沉细，右脉细浮。

辨证分析：《金匮要略·血痹虚劳病脉证并治》云：虚劳腰痛，少腹拘急，小便不利者，八味肾气丸主之。《伤寒论》第 71 条：太阳病，发汗后，大汗出，烦躁不得眠，欲得饮水者，少少与饮之。令胃气和则愈，若脉浮，小便不利，微热消渴者，五苓散主之。此为胃热津亏，胃乃肾关，肾气亏虚，气化不利所致。

处方：肾气丸合五苓散。熟地黄 30g，山茱萸 15g，泽泻 30g，茯苓 15g，牡丹皮 10g，山药 15g，肉桂 10g，附子 10g，白术 15g，猪苓 10g。10 剂，每日 1 剂，水煎分 2 次服。

二诊：2014 年 7 月 5 日，自诉服完 5 剂药后，刚好需要更换导尿管，这次拔管后能自主排出小便且很通畅，非常高兴，要求继续服药巩固。现每日小便 7～8 次，不再口渴，腰腿仍有酸痛，肢冷好转，舌淡苔白脉沉细。药已对证，去五苓，仍遵肾气丸守服。

处方：熟地黄 30g，山茱萸 15g，泽泻 30g，茯苓 15g，牡丹皮 10g，山药 15g，肉桂 10g，附子 10g。20 剂。

嘱以后每年入春复诊 1 次，防止复发。直到 2019 年，老人虽偶出现尿有余沥和尿等待，却均可耐受未再使用导尿管。是年冬，因淋巴癌突然恶化，与世长辞，享年 89 岁。

按：该案使我印象尤为深刻，主要表现在三个方面。一是症状很特别。初诊时正值盛夏，患者却表现出一派肾阳不足之症。由于辨证精准，大胆突破了夏月不用桂附的桎梏，取得了确切疗效。肾气丸对肾阳不足、命门火衰而导致的肢冷、少腹拘急、水液代谢失常有很好的疗效，而五苓散亦有加强膀胱气化之效。合而用之，有协同增效的作用。二是患者 2015 年春季前来复诊时与我说的话让我时刻牢记作为一名医者的责任，就是要最大限度地为患者解除痛苦的同时尽力维护患者的人格尊严。当时患者说："医生啊，当一个男人需要插导尿管过日子时，总觉得人与动物已经没有了区别，真是生不如死啊，幸亏遇上了你。"三是在 2019 年冬天老人去世后，我前往吊唁，其儿女恭恭敬敬把我请到客厅入座，然后面对我跪地三拜，感谢我维护了老人的尊严，让他避免了插管导尿的尴尬，减轻了痛苦。面对此情此景，当时我被感动得一塌糊涂，热泪盈眶，以至当晚无眠。在当今医患关系十分紧张的大环境下，面对如此礼遇，不得不发人深省。

【医案33】向某，男，61岁。2017年8月20日初诊。

主诉：尿频、尿急、尿不尽3天。

现病史：前列腺肥大史5年。一直反复发作，呈夏秋加重、春冬发作减少的规律。3天前田间劳作后复发，在村卫生室静脉滴注治疗2天症状无缓解来诊。

症状：尿频、尿急，短赤灼热，尿不尽，口苦腹满，而不欲饮水，今日肉眼可见血尿，舌质红，苔黄腻，脉滑数。此为膀胱湿热。

治法：清热利湿，通利小便。

处方：萆薢分清饮合八正散加减。金钱草30g，川萆薢15g，菖蒲10g，瞿麦、萹蓄各15g，黄连3g，乌药10g，冬葵子15g，赤茯苓15g，大黄6g，车前子15g，山栀子10g，木通10g。5剂。每日1剂，水煎分2次服。

二诊：2017年8月26日，服前药后症状改善，二便通畅，纳呆厌食，精神萎靡，午后自觉身热，小便黄，脉弦细稍濡。湿热流连三焦。

处方：三仁汤。杏仁10g，豆蔻10g，薏苡仁30g，半夏10g，厚朴10g，通草3g，滑石30g，淡竹叶10g。10剂。

按：此案为感受湿邪所致。长夏当令，湿邪肆虐，患者素有前列腺肥大，膀胱感受为先。故初诊以清热利湿，通利小便之方，5剂取效。八正散清热泻火，利水通淋，是治疗热淋的有效方剂。萆薢分清饮出自《杨氏家藏方》，由益智仁、萆薢、石菖蒲和乌药四味药组成，有分清化浊、温肾利湿之效。在大队清热药中稍佐温肾之品旨在加强肾之气化功能，达到分清泌浊之目的。湿为阴邪，胶固不化，弥漫三焦，内蕴不去，气机不畅，脾湿健运，胸闷不舒，此为湿瘟之候。故予三仁汤宣畅气机、清利湿热收效。故证变方变，中医亘古不变之理也。

【医案 34】张某，男，67 岁。2016 年 9 月 14 日初诊。

主诉：前列腺肥大术后小便不通 2 天。

现病史：前列腺肥大史 18 年。半个月前因尿潴留在某医院行前列腺结石剥落术＋前列腺增生环切术，术后恢复较好，10 天后出院回家休养。2 天前又突然出现小便点滴而出，痛苦异常。当即请乡村医师上门治疗，输注抗生素头孢曲松钠、左氧氟沙星等，同时用芒硝溶水坐洗，效果不明显。

症状：小便点滴而下，尿如细线，小腹满痛，腰痛，血尿，精神饮食尚可，口唇及舌质俱暗，脉细涩。辨证为手术后瘀血阻络，窍道壅塞。

处方：①桃核承气汤加减。当归 12g，赤芍 10g，丹参 15g，炮甲珠 10g，桃仁 10g，红花 6g，冬葵子 15g，大黄 6g，川牛膝 10g，川蜈蚣 3g，马鞭草 15g，竹叶 10g，王不留行 20g，金钱草 30g，海金沙 15g。10 剂。每日 1 剂，水煎分 2 次服。②云南白药粉剂 2 盒，每日 2 次，每次 1 支口服。

二诊：2016 年 9 月 25 日，服药后小便时尿出碎少血块甚多，小便逐渐通畅，倍感欣喜，主动要求继续中药调理。舌淡红苔白，舌下静脉青紫。知瘀血减轻，遂予桂枝茯苓丸。

处方：桂枝 10g，茯苓 30g，牡丹皮 10g，桃仁 10g，赤芍 15g，冬葵子 15g，王不留行 20g。10 剂。

三诊：2016 年 10 月 5 日，小便通畅，无任何不适，为巩固疗效，要求继续予以固本治疗。舌淡苔白，脉沉缓。予温补肾阳、软坚化结为治。

处方：熟地黄 20g，菟丝子 15g，当归 10g，山药 30g，枸杞 15g，杜仲 10g，山茱萸 15g，鹿角胶 10g，肉桂 5g，熟附子 10g，牡蛎 30g，冬葵子 10g，王不留行 20g，炮山甲 6g。20 剂。

按：该案是因手术后瘀血阻窍所致的癃闭。活血化瘀当为正治之法。首诊予桃核承气汤加云南白药峻剂，活血化瘀而解眉下之困。二诊继续以缓剂图之以期彻底解困。前列腺肥大湿热、血瘀皆为标，其本当责之于肾的亏虚。故三诊以温肾固本为要而收全功。该患者曾对中医治疗的效果表示怀疑，但经过了此次治疗，如今已变成中医铁杆粉丝，成了中医义务宣传员。所以说，中医的临床在疗效，这话一点不假！

【医案 35】王某，男，70 岁。1998 年 9 月 21 日初诊。

病史：前列腺增生症 1 年有余，排尿滴沥不畅，夜尿频多（4～5 次），小便色清，少腹及尿道有下坠感；平时怕冷，面色少华，口不干，脉细，舌苔薄白，质偏红，边有齿印。肛检前列腺肿大三指，质软，光滑，中央沟变浅，无压痛及结节。曾在医院服己烯雌酚及中药等，未能见效。按脾虚中气下陷，气化不利施治。

处方：老人癃闭汤。党参 30g，炙黄芪 30g，茯苓 15g，莲子 15g，萆薢 10g，车前子（包煎）10g，王不留行 20g，吴茱萸 3g，肉桂（后下）3g，炙甘草 5g。

内服 5 剂，排尿渐利，夜尿 2 次。再服原方 10 剂，排尿较畅，夜尿 1 次，全身情况亦见改善。共服此方 45 剂，诸症消失，肛检及彩超前列腺正常大小。

按：老人癃闭汤系原山东省郓城县人民医院鹿品三老中医治疗前列腺增生症的验方，能补中益气、升清降浊、活血消肿、通利小便。本案表现出一派脾虚中气下陷证候，故径直投以此方，其效甚彰。

附：老人癃闭汤原方及主治。

药物组成：潞党参 15g，炙黄芪 15g，茯苓 10g，莲子 7 枚，萆薢 10g，车前子（包煎）10g，王不留行 12g，吴茱萸 3g，肉桂（后下）3g，甘草 5g。

主治：脾气虚弱者，时欲小便，而欲解不得，或量少而不爽利，腹重肛坠，似欲大便，神疲气短，身体倦息，舌质淡，脉缓弱。治以益气健脾。

心脑疾病何其多，细审详推莫大意

心脑血管疾病是心脏血管和脑血管疾病的统称，泛指由于高脂血症、血液黏稠、动脉粥样硬化、高血压病等所导致的心脏、大脑及全身组织发生的缺血性或出血性疾病。心脑血管疾病是一种严重威胁人类、特别是 50 岁以上中老年人健康的常见病，具有高患病率、高致残率和高死亡率的特点。

心血管疾病的常见症状有心悸、气短、端坐呼吸、夜间阵发性呼吸困难、胸骨后的压迫性或紧缩性疼痛、胸闷不适、水肿、发绀、晕厥、咳嗽、咯血、虚弱、嗳气、上腹痛、恶心、呕吐；左后背痛、左手臂痛等。

脑血管疾病的常见症状有偏瘫、偏身感觉障碍、偏盲、失语；或交叉性瘫痪、交叉性感觉障碍、眼外肌麻痹、眼球震颤、吞咽困难、共济失调、眩晕等；或肢体无力、麻木，面部、上下肢感觉障碍；或单侧肢体运动不灵活；或语言障碍，说话不利索；记忆力下降；或看物体突然不清楚；或眼球转动不灵活；或小便失禁；或平衡能力失调，站立不稳；或意识障碍；或头痛或者恶心、呕吐；或头晕、耳鸣等。

【医案 36】 张某，女，45 岁。2017 年 11 月 23 日初诊。

主诉：癫痫反复发作 7 年，加重 3 天。

现病史：10 年前曾有轻微头部外伤史，未治自愈。7 年前突发癫痫，反复发作，且发作无规律，每月至少 1 次。服用药物基本能控制。11 月 20 日再次复发，服卡马西平、德巴金、丙戊酸钠等控制效果不佳。患者在娘家休假，与吾近邻而延余诊治。

症状：处于大发作后缓解期，神清。诉头痛，后头部痛甚，记不住东西，胸胁苦满，胃脘易饱胀，晨起恶心，大便秘结，失眠。舌红苔白根黄腻，脉沉弦。

六经辨证：阳明少阳兼血瘀。

处方：大柴胡汤合桂枝茯苓丸、石膏汤。柴胡 20g，半夏 15g，黄芩 10g，枳实 10g，桂枝 10g，桃仁 10g，赤芍 15g，牡丹皮 10g，茯神 20g，酒大黄 10g，石膏 30g，炙甘草 6g，生姜 10g，大枣 10g。10 剂。

二诊：2017 年 12 月 4 日，服药期间未再发作，头痛、恶心消失，仍善忘失眠。予原方 20 剂带药回长沙续服。春节回家特登门告知，诸症悉除，随访至今未有发作。

按：《伤寒论》第 237 条：阳明证，其人喜忘者，必有蓄血，所以然者，本有久瘀血，故令喜忘。《黄帝内经》：血并于上则乱而喜忘。说的都是同一个症状，即血瘀导致善忘。本案病发于头部外伤，病根在此也。故施治之法当以活血化瘀，方用桂枝茯苓丸。然同时又有少阳阳明见证，故两者合而用之甚效。加石膏者，乃学步胡希恕老先生，但见阳明见证，以石膏之寒凉而降阳明之胃热是也。

【医案37】胡某，男，66岁。2021年3月7日初诊。

主诉：反复胸痛4个月，加重7天。

现病史：患者4个月前在长沙务工，因突发胸痛接回家中，后送卫生院住院3天无缓解，再转院检查，因头晕，血压高行MRI检查示：轻度脑梗、脑供血不足，心电图检查正常。经服药（稳心颗粒、麝香保心丸等）未见缓解。一直在家休养。期间因腹胀、黑粪去医院行胃镜检查，提示：浅表性胃炎。住院11天黑粪消失，仍腹胀。3月5日胸痛加重再入医院，经心脏血管造影，提示冠脉狭窄达95%，建议立即行支架手术，因故拒绝而返家邀余中医治疗。

症状：头晕头痛，血压150/94mmHg，颈椎不适，胸痛难忍，腹胀大抵抗，上脘部压痛，心慌、嗳气频频，痛苦貌。口苦，大便较硬，1～2天1行，纳减。脉弦，舌暗红舌下系带青紫苔黄腻。

六经辨证：头晕头痛，胸痛难忍，嗳气频频，口苦，纳减，脉弦属少阳证。腹胀大抵抗，上脘部压痛，大便较硬，1～2天1行属阳明证。胸痛难忍，舌暗红舌下系带青紫兼属血瘀。

病机：邪结胸下，心脉痹阻。

治则：和解少阳，化瘀通痹。

处方：大柴胡汤合桂枝茯苓丸加味。柴胡2包，半夏1包，黄芩1包，黄连1包，炮姜2包，桂枝2包，茯苓1包，牡丹皮1包，桃仁1包，赤芍1包，炙甘草2包，枳实1包，大枣2包，葛根 2 包。10 剂，开水冲泡，每日 2 剂，上下午各 1 剂顿服。

二诊：3 月 11 日。诉服药 1 天（2 剂）后胸痛大减，服药 2 天（4 剂）后胸痛进一步好转，腹胀减轻，脉仍弦，舌质苔无变化。原方再进 10 剂，每日 1 剂分 2 次服。

三诊：3 月 22 日，自诉除头仍稍有晕重感，偶有轻微胸痛外余（－），舌淡红苔白，脉沉细。予六君子汤合桂枝汤加三七。此方一直服用至 5 月 10 日共 40 余剂，自觉无不适遂停药。目前病情稳定，已能胜任家务，闲时带孙，其乐融融。

按： 此案治愈成功，得益于经方大家胡希恕老先生的学术经验。观胡老学术，凡哮喘、胸痹诸证，只要病机相同，即邪在少阳阳明，都会用此二方合用而屡起沉疴。如仅邪郁少阳阳明则只需大柴胡汤和其表里，辛开苦降，泄其里热即可。如气促喘鸣、胸痛心慌则提示邪热伤及心肺两脏毛细血管而引发脉道受阻，此时当合桂枝茯苓丸活血化瘀，增快血流。胡老认为：冠心病多邪实之证。《金匮要略·胸痹心痛短气病脉证并治》云：平人无寒热，短气不足以息者，实也。本案患者虽病日久，短气叹息，但体壮实，肌肉坚紧，大便干结，脉弦有力，完全一派邪实之象，故径投此方即效。方证对应和中西合参的重要性可见一斑。

【医案 38】 胡某，女，48 岁。1996 年 11 月 18 日初诊。

主诉：晨起剧烈头痛后晕厥 1 小时。

现病史：今晨起床突然剧烈头痛后不省人事，当时予针刺十宣、人中、百会，同时输注甘露醇并吸氧护送至医院。经脑电图并行脊髓穿刺诊断为"蛛网膜下腔出血，出血量 15ml"，需住院治疗。因家贫如洗，仅住院 3 天便回家了。继续请余诊治。

症状：出血已控制。神志清楚，头痛头晕，恶心呕吐涎水，口干口苦，纳差耳鸣，神疲乏力懒言，舌淡苔白，脉弦滑。

处方：小柴胡汤合吴茱萸汤、泽泻汤加味。柴胡 20g，黄芩 10g，半夏 15g，天花粉 15g，白术 15g，泽泻 30g，吴茱萸 10g，西洋参 10g，生姜 30g，大枣 15g，川芎 20g，炙甘草 6g。7 剂，每日 1 剂，水煎分 2 次服。

二诊：1996 年 11 月 26 日，已能起床行走，头不痛仍时晕，呕恶消失，口干口苦好转，脉舌同前。原方去吴茱萸加水蛭 6g 守服 14 剂，病瘥。随访至 2018 年因急性心肌梗死行心脏支架手术失败而去世，脑病也没复发过。

按：此案患者是我应诊以来成功救治且存活时间最长的脑出血患者，因而印象尤为深刻。本案从六经角度分析属于少阳阳明兼饮，病在里。据此该案共用了 3 个方子：小柴胡汤、吴茱萸汤和泽泻汤。《伤寒论》中小柴胡汤八纲辨证本案大多存在，《伤寒论》第 243 条：干呕，吐涎沫，头痛者，吴茱萸汤主之。《金匮要略·痰饮咳嗽病脉证并治》：心下有支饮，其人苦冒眩，泽泻汤主之。从原文上看都十分贴近该案病机，选方精准，用之即效。全方并未着意针对蛛网膜下腔出血这个诊断，只是从证候出发抓住了病机，在现代医学里显然是不可思议的，却很符合中医学"整体观念和辨证论治"的原则。

【医案 39】向某，男，30 岁。1997 年 5 月 14 日初诊。

主诉：头晕头痛头汗 2 个月。

现病史：患者在省城工作，自春节以来，一直熬夜打牌不断，3 月 5 日晚在卫生间突然仆倒，不省人事，牌友急送医院抢救，经查诊断为"蛛网膜下腔出血"。住院治疗月余出院休养。

症状：阵发性头痛如针刺，头晕，头部出汗，语言正常、思维清晰，四肢活动无异常，血压 132/80mmHg，舌暗红苔白舌下静脉青紫，脉沉涩。

辨证：瘀血阻络。

治宜：活血通窍。

处方：通窍活血汤。川芎 10g，赤芍 10g，桃仁 10g，红花 10g，白芷 60g，生姜 10g，葱根 1 小把，黄酒 250g 同煎。7 剂，每日 1 剂，水煎分 2 次服。

二诊：2017 年 5 月 22 日，症状明显减轻，仍予原方加减 21 剂而病告痊愈。

按：先辈曰：有出血即有血瘀，本案即是明例。该案症状比较单一，病因病机亦不复杂，可供选择的方剂却不少。本案之所以独选通窍活血汤，皆因该方中赤芍、川芎行血活血，桃仁、红花活血通络，葱、姜通阳，麝香开窍，黄酒通络，佐以大枣缓和芳香辛窜药物之性。其中麝香味辛性温，功专开窍通闭，解毒活血（现代医学认为其中含麝香酮等成分，能兴奋中枢神经系统、呼吸中枢及心血管系统，具有一定抗菌和促进腺体分泌及兴奋子宫等作用），因而用为主要药；与姜、葱、黄酒配伍更能通络开窍、通利气血运行的道路，从而使赤芍、川芎、桃仁、红花更能发挥其活血通络的功用。麝香难得且价格昂贵，故用大剂白芷替代之。

【医案 40】何某，男，42 岁。2018 年 6 月 17 日初诊。

主诉：高血压 1 年。

症状：体胖，身高 168cm，体重 88kg，尤以腹大为著。血压 160/94mmHg，未服用过降压药，口苦，正常喝水，易腹胀，大便硬结，脸部痤疮，头发油光，脉弦，舌淡红，苔薄黄。

六经辨证：阳明少阳合病。

六经病机：枢机不利，阳明腑实。

处方：大柴胡汤加苍术、山楂。柴胡4包，黄芩1包，半夏1包，大黄1包，枳实2包，白芍1包，苍术1包，生姜1包，大枣2包，炙甘草2包，山楂2包。15剂，每日1剂，开水冲泡分2次服。

二诊：2018年7月5日，服上药后，大便日行3次，体重77kg，血压140/86mmHg，无口苦，痤疮消失，头面仍油光，舌淡红，苔微黄，脉弦，仍予原方，以虎杖易大黄加荷叶2包，带药30剂，外出，间日1剂。10月1日返家，体重72kg，血压130/84mmHg。随访至今，血压一直在正常范围。

【医案41】黄某，男，46岁，教师。2019年10月3日初诊。
主诉：高血压2年。

症状：患者体胖，大腹便便，身高172cm，体重94kg。血压164/100mmHg。面色白唇淡红，晨起或坐起时有一过性头晕，大便稀溏日2～3次，粘盆，脉弦滑，舌淡胖，有齿痕，苔白。

六经辨证：太阴兼饮，血虚水饮。

处方：当归芍药散合理中汤。当归1包，白芍1包，茯苓2包，白术1包，泽泻2包，川芎1包，炮姜2包。15剂，每日1剂，开水冲泡分2次服。

二诊：大便粘盆稀溏好转，体重减少4kg，血压146/90mmHg，舌脉无变化，方药对证，原方守服60余剂。体重81kg，血压138/84mmHg，停药观察，嘱多运动，禁食生冷食物。随访至今体重一直在78～85kg，血压130～140/80～86mmHg。

　　按：此两例高血压，均由肥胖体质引起，除血压升高外，各自的临床表现有所不同。前者由于在外暴饮暴食，作息不规律导致少阳枢机不利，热结阳明胃腑，治疗选大柴胡汤为主和解少阳，通腑泄热；后者缺乏运动，过食生冷，入睡太迟，气血暗耗，导致血虚水停湿聚，治疗选用当归芍药散合理中汤以养血和血，温脾利水。两位患者均取得了较佳疗效，可见高血压的形成机制虽至今尚无定论，但确实与肥胖有关。从这两例分析，是因脏腑功能失调，水液不能正常代谢，停聚堆积而导致肥胖。所以临证只要因势利导，祛除病因，高血压也并非难治之症。

　　【医案 42】李某，男，55 岁。2016 年 12 月 7 日初诊。

　　主诉：头晕头痛反复发作 15 年，流鼻血 2 天。

　　现病史：患者 15 年前单位体检发现血压升高，未予重视。只在头痛、头晕时服用降压药，症状消失即停服。体格壮实，身高 178cm，体重 85kg。最近 2 年间服中药调治，观其方大多以平肝潜阳、滋阴养心等法组方，未见明显效果。近 2 天又头痛、头晕，鼻中流血，曾在当地用酚磺乙胺等药静脉滴注治疗，血仍不止而来诊。

　　症状：血压 160/100mmHg，头痛、头晕，鼻血，烦躁易怒，失眠心慌，大便干结，左侧上下肢感麻木，舌质红苔黄，脉弦数。

　　六经辨证：阳明里热证。治宜清泄里热。

　　处方：泻心汤。大黄 10g，黄连 6g，黄芩 10g，生地黄（炭）30g，白茅根 30g。3 剂，每日 1 剂，水煎分 2 次服。

　　二诊：2016 年 12 月 11 日，诉服药 3 剂，鼻血、烦躁易怒诸症消失，失眠心慌好转，大便通畅。时胸闷，左侧上下肢仍麻木。血压 140/90mmHg，因畏惧中风瘫痪，请求再诊。舌红，苔薄黄，舌下静脉青紫，脉弦。辨为阳明少阳兼瘀，属大柴胡汤合桂枝茯苓丸证。遂处方：柴胡 15g，黄芩 10g，半夏 12g，枳实 15g，赤芍 10g，酒大黄 10g，桂枝 6g，茯苓 15g，牡丹皮 10g，桃仁 10g，大枣 15g，生姜 10g，石膏 20g。

此方加减服 60 余剂，大便通畅而成形每天 2 次，体重减至 72kg 左右，血压一直稳定在 140/90mmHg 以下。诸症消失，遂停药观察，随访至今未见复发。

按：对于高血压的治疗，普遍的治则是平肝、潜阳、养阴，天麻钩藤饮、镇肝熄风汤是最常用方剂。这是几十年来中医院校教育的结果，直至今天的院校教科书上仍是如此。本案患者患高血压 15 年，也用过平肝、潜阳、养阴诸法而疗效平平，是因为只注重于阳亢之表，而忽略了邪实之本。高血压病在现代医学成因到现阶段并无定论，而中医学的认识比现代医学丰富得多，其中根据个体的差异、所表现的证候而确定治则便是中医学特色之一。本案患者的症状一派阳明实热之证，故通腑泻下是其正治之法，先予泻心汤直捣黄龙，即收立竿见影之效，继则以大柴胡合桂枝茯苓丸在巩固泄热成果同时，调节少阳枢纽，兼以活血化瘀利水，久久为之，终使多年顽症得除，是故高血压等慢性疾病，中医的确是大有作为的。

癌非绝症勿色变，留人治病一身轻

患者一旦患上癌症，能正确面对的不多。大多都是始则谈癌色变、畏之如虎，继则倾其所有，甚至债台高筑，奔走于各大医院，寻找一线生机，可结果往往是竹篮打水一场空，在痛苦挣扎中弃世而去。作为医生，我十分同情这些患者，也理解他们的家人所做的一切。但对于癌症的治疗，我是很反对不加区分，直接手术加放化疗的。在目前医疗界尚无捷径可走时，我认为带瘤生存，提高其生活质量，最大限度地去延长患者生存期，也不失为患者及其家属的一种较好选择。

【医案 43】胡某，男，75 岁。2014 年 3 月 21 日初诊。

主诉：结肠癌确诊 3 个月。

现病史：患者腹痛、腹泻反复发作，遍用中西药罔效，遂去省某医院治疗，经结肠镜检及切片确诊为结肠癌晚期，手术已无意义，未予药物治疗。为满足患者心愿，其子女邀余往诊。

症状：面容憔悴，腹痛、腹泻，心烦喜呕，舌红苔白，脉沉细。

辨证：胃热肠寒。

治疗：上清胃热，下温肠寒。

处方：黄连汤加栀子。黄连 2 包，法半夏 1 包，干姜 1 包，桂枝 2 包，西洋参 2 包，栀子 1 包，炙甘草 2 包，大枣 2 包。5 剂，每日 1 剂，分 2 次温服。

二诊：2014 年 3 月 26 日，患者独自来诊，诉服药后除大便仍不成形外，他症均消失，予原方减黄连桂枝各 1 包，去栀子加诃子 3 包，续服 10 剂。

三诊：2014 年 4 月 5 日，大便基本成形，每日 1~2 次，饮食增加，精神好转，信心大增，要求继续治疗，予六君子汤加炮姜 1 包，每月 10 剂。至 2016 年 7 月 28 日，患者突发剧烈呕吐，便血，经医院抢救无效去世，其间未有不适，去时静如止水。

【医案 44】邓某，女，72 岁。2015 年 8 月 16 日初诊。

主诉：结肠癌确诊 5 年。

现病史：患者 5 年前因腹泻、腹痛、便血赴省某医院检查确诊，因拒绝手术，遂予药物口服配合放化疗，癌细胞基本控制，但 5 年来腹痛、便溏仍反复发作，每次发作需住院，然出院后不久又复发。

症状：极端怕冷，暖气调至 30℃ 也得盖两床被，有时身烘热，自汗，口干、口苦，耳鸣、头晕，厌食，皮肤萎黄肌瘦，乏力，腹痛阵作，便溏日 2~3 次，舌淡苔薄白，脉弦滑。

六经辨证：久病少阳枢机不利，饮从内生。

治则：治宜和解少阳，温化水饮。

处方：柴胡桂枝干姜汤加红参。柴胡 4 包，桂枝 2 包，干姜 1 包，天花粉 2 包，黄芩 2 包，牡蛎 1 包，炙甘草 1 包，红参 2 包。5 剂，开水泡服，每日 1 剂，分 2 次服。

二诊：2015 年 8 月 21 日，诉服药 1 剂即感舒服，5 剂服完诸症十去七八，空调调至 26℃ 减被一床亦不觉冷，腹痛未作，大便仍溏，药已对症，仍予原方再进 14 剂。

三诊：2015 年 9 月 5 日，患者已能在客厅应诊，诉饮食增加，大便日行 2 次仍溏，余症未见。言是 5 年来最舒服的半个月，舌淡苔薄白，脉缓，予四君子汤加味（红参 1 包，炒白术 1 包，茯苓 1 包，炙甘草 1 包，山药 2 包，干姜 1 包，诃子 2 包）。每 2 天 1 剂，一直沿用至今，患者健在，生活完全自理，体重增加。

按：中医学治病的最大特点是整体观念和辨证论治，如果囿于西医病名而忽视中医学这一治病精髓，不仅体现不了中医之特色，也会在治疗效果上逊色不少。两个病案都是确诊病例，其表现除有腹痛、便溏外，余症均不同，因此着眼点不应该在消除歼灭癌细胞上，而应从整体出发，根据各自症状表现去辨证施治。案43患者从症状分析明显属上热下寒，或者说胃热肠寒，是由于气机升降失常所致，属厥阴为患，《伤寒论》黄连汤乃辛开苦降、调和胃肠气机升降，达到上清胃热、下祛肠道寒气凝滞的特效方剂。案例44患者症状表现更复杂，通过药物针对癌靶细胞治疗，身体更虚，症状表现大多集中于少阳，属半表半里而内兼寒饮，《伤寒论》柴胡桂枝干姜汤属和解少阳、温化水饮之剂。两个病例两种证候表现，由于辨证准确，都取得了较好的疗效。上述两首方剂中无一味药物对结肠癌有攻伐围堵之势，也无一味药物有明显止痛功效，却减轻了患者痛苦，提高了生活质量，延长了生存期，这实在是中医学辨证论治、扶正祛邪的最好例证。

【医案45】向某，男，67岁。2017年8月19日初诊。

主诉：胸痛、咳嗽、咯血10天。

现病史：患者素有慢性阻塞性肺疾病。10天前胸痛，发热，咳吐脓血而去省城某医院求治，经CT、病理切片诊断为肺癌晚期，要求住院手术治疗，患者本人不同意手术而出院请余诊治。

症状：发热38.6℃，怕冷怕风，汗少，胸痛，咳嗽，咳吐脓性痰，痰中夹血，气喘，神疲乏力，饮食减少。大便稀溏，日3～4次。足踝及足背水肿，舌红苔白有津，脉弦滑。

六经辨证：太阳阳明太阴兼饮。

处方：小青龙加石膏汤合苇茎汤加味。麻黄2包，赤芍1包，细辛1包，炮姜1包，五味子2包，半夏1包，桂枝1包，芦根3包，薏苡仁3包，桃仁1包，冬瓜子2包，石膏1包，仙鹤草2包，白及1包，炙甘草2包。5剂，开水冲泡，每日1剂分2次服。

二诊：2017年8月25日，诉已不发热，咳血已无，咳大量淡绿色黏痰，不能仰卧，胸痛仍在，口干口苦，纳差，水肿稍减，大便正常，脉弦滑，舌淡红苔白干燥。表邪已去，肺热伤津。

处方：竹叶石膏汤合葶苈大枣泻肺汤加瓜蒌皮、川贝母、桑白皮、薏苡仁。淡竹叶1包，半夏1包，麦冬3包，石膏1包，葶苈子1包，瓜蒌皮1包，川贝母1包，桑白皮1包，西洋参1包，炙甘草2包，大枣2包，薏苡仁2包，芦根2包，粳米1撮煎水泡药，每天1剂，分2次服。14剂。

二诊：2017年9月10日，咳嗽仍有，咳痰减少，食欲渐增，水肿已消，仍感怕冷恶风，脉细缓，舌淡苔白。

处方：玉屏风散合六君子汤加味。炙黄芪2包，防风1包，白术1包，红参1包，半夏1包，化橘红1包，茯苓1包，炙甘草2包，川贝母1包，山慈菇1包。共服60余剂，病情稳定。

三诊：2018年11月20日，偶感风寒，咳嗽复发，咳白色泡沫痰，气促且喘，鼻塞流涕，恶风自汗。脉浮数，舌淡苔白。辨证属太阳太阴兼饮，风寒外袭，肺失宣降，痰气交阻。

处方：桂枝加厚朴杏子汤合半夏厚朴汤加减。桂枝2包，白芍1包，大枣2包，炙甘草2包，生姜2包，厚朴1包，杏仁1包，半夏1包，茯苓1包，紫苏叶1包。服7剂症状消失。

四诊：2019年3月7日，咳嗽，咳痰，胸闷不痛，咽喉如有物阻，自觉喉声辘辘有声，怕冷无汗，喷嚏流涕，大便溏，舌淡苔白，脉浮紧。思《金匮要略》第6条：咳而上气，喉中水鸡声，射干麻黄汤主之。辨证属太阳太阴兼饮，治宜宣肺祛痰、下气止咳。

处方：射干10g，麻黄10g，炮姜10g，半夏10g，五味子10g，细辛6g，紫菀10g，款冬花10g，大枣15g。7剂。诸症消失。

此后尚有十余诊，皆因偶受风寒而致咳嗽，均辨证选用经方，症状缓解，从此未再咯血，中途几次赴原医院 CT 复查示：肺部癌变部位逐渐缩小。放射科医师觉得简直是奇迹。患者现仍活在人间，每日琴棋书画，悠然自得，快乐无比。

眩晕发作当细辨，病机有别治不同

眩晕是由于情志、饮食内伤、体虚久病、失血劳倦及外伤、手术等病因，引起风、火、痰、瘀上扰清窍或精亏血少，以清窍失养为基本病机，头晕、眼花为主要临床表现的一类病证。眩即眼花，晕是头晕，两者常同时并见，故统称为"眩晕"。其轻者闭目可止，重者如坐车船，旋转不定，不能站立，或伴有恶心、呕吐、汗出、面色苍白等症状。

综合《黄帝内经》《三因极一病证方论》《丹溪心法》等古代文献，对眩晕的病机认识是十分清楚明晰的。我认为最贴近临床且最实用、最常见的有三种病机为："无痰不作眩""无风不作眩""无虚不作眩"。

眩晕的治疗原则总归来说主要是补虚泻实，调整阴阳。虚证以肾精亏虚、气血衰少居多，精虚者填精生髓、滋补肝肾；气血虚者宜益气养血、调补脾肾。实证则以潜阳、泻火、化痰、逐瘀为主要治法；痰湿则从肺、脾、肾、肝着手。

【医案 46】向某，女，49 岁。2019 年 8 月 16 日初诊。

主诉：头晕、呕吐 4 小时。

现病史：患者正在做饭，突然自觉房屋旋转，头晕欲倒，耳鸣如蝉，呕吐痰涎，心悸怔忡，出汗。家属即邀往诊。查体：血压 180/110mmHg，瞳孔等圆、等大，眼球无震颤，心率每分钟 110 次。根据高血压病双向转诊标准转往医院。经 CT 检查示：轻度脑梗死。心电图示：心动过速，余（－）。患者不同意住院治疗，家属无奈转回家中后，再次邀余往诊。

症状：同前。脉弦滑，舌胖淡有齿痕苔白水滑。

诊断：眩晕。

六经辨证：太阳少阳太阴兼水饮。

治则：温阳化饮，健脾利湿。

处方：苓桂术甘汤合泽泻汤。茯苓 30g，桂枝 15g，白术 15g，泽泻 30g，炙甘草 6g。5 剂。取免煎颗粒，开水冲泡，顿服 1 剂，未呕。嘱睡前再服 1 剂。第 2 天患者自行来诊室测血压，血压 150/92mmHg，诉已不觉头晕，问是否继续服用？答曰：服完再诊。

二诊：2019 年 8 月 20 日，血压 142/90mmHg。余无不适，然舌脉无变化。仍以原方加枳壳 10g，陈皮 6g，生姜 15g。10 剂。

三诊：2019 年 8 月 30 日，血压 134/82mmHg，症状消失，脉滑，舌稍胖大，齿痕变浅，苔白。仍予原方 15 剂巩固。

按：此案即是典型的水饮上扰清窍所致之眩晕。《伤寒论》第 67 条：心下有痰饮，胸胁支满，目眩，苓桂术甘汤主之。仲景云：病痰饮者，当以温药和之。本方重用甘淡之茯苓为君，健脾利水，渗湿化饮，既能消除已聚之痰饮，又善平饮邪之上逆；桂枝为臣，功能温阳化气，平冲降逆；苓、桂相合为温阳化气，利水平冲之常用组合；白术为佐，功能健脾燥湿，苓、术相须，为健脾祛湿的常用组合，在此体现了治生痰之源以治本之意；桂、术同用，也是温阳健脾的常用组合。炙甘草用于本方，其用有三：一可合桂枝以辛甘化阳，以辅助温补中阳之力；二可合白术益气健脾，崇土以利制水；三可调和诸药，功兼佐使之用。《金匮要略》第24条：心下有支饮，其人苦冒眩，泽泻汤主之。假令该案无心悸，舌体不胖大无齿痕，说明患者中焦脾胃并非饮邪所困，单用此方其眩晕即止。而此案中患者耳鸣如蝉，说明内耳水液代谢亦失常，故两方合用，可加强利水之效；况肾开窍于耳，泽泻用盐水炮制，咸则入肾，有助耳鸣的恢复。

【医案47】周某，男，53岁。2019年7月24日初诊。

主诉：头痛、头晕4小时，入院1小时。

现病史：患者起床后在池塘晨钓，突感头痛、头晕，伴呕吐痰涎，继则口眼㖞斜，不省人事，家属急送某医院，其女为该院护士，所有检查一路绿灯。适逢我正在患者所在科室进修，科室主任邀余一同往诊。刻诊：脉弦滑，舌淡苔白，形体胖大，喉间痰声辘辘，患者处于休克状态，症状由家属代诉如前。平素大便偏硬，数日1行。血压160/100mmHg，CT示：脑供血不足，脑梗死。

辨证：肝风夹湿痰上扰清窍之中风，主张选用半夏白术天麻汤加减。而管床医生亦认可其病机，却主用镇肝熄风汤，其理由是急则治标，风动之时，应以镇肝息风为要，唯有如此，才有可能使患者尽快苏醒。我的理由则是患者湿痰内阻，胃气上逆，虽有肝风内动，假若无湿痰内阻在先，肝风何以夹痰上扰清窍而休克？当此之时，唯有标本同治，既健脾祛湿化内蕴之痰，又能在化痰之时息已动之肝风，能担此重用者莫过于半夏白术天麻汤。最后科主任选择了我的处方，具体如下。

处方：半夏15g，天麻20g，茯苓15g，陈皮10g，白术15g，炙甘草6g，大黄（后下）6g，川芎10g，生姜5g，大枣15g。3剂。

方毕，管床医生提问：方用大黄泻下，是否有过早之嫌？我笑而答曰：中风之患，休克之时，下不嫌早，况患者素来便硬且数日 1 行，也是导致湿痰内阻的一个致病因子。结果服 1 剂呕吐止，痰声减轻，人即苏醒，服 3 剂头晕止、头痛减轻。

7 月 27 日查房，患者诉轻微头痛，人中稍有㖞斜，大便稀溏日 2 次，舌淡苔白脉滑，原方去大黄，川芎加重至 15g，3 剂。服完病瘥出院。

【医案 48】胡某，男，58 岁。2017 年 4 月 20 日初诊。

主诉：头晕 3 天，加重 2 小时。

现病史：患者素有颈椎病，去年医院 CT 示：$C_{4\sim6}$ 椎突出。3 天前晨起后颈椎不适，活动后好转，不久即感视物旋转，头晕，呕吐 1 次，自服"颈复康颗粒"3 天症状缓解，今晨起后症状加重，即来诊。

症状：脖力僵硬，不可转侧，头晕呕吐，出汗怕冷，右上肢麻木，走路不稳，血压 124/80mmHg，舌淡苔白，脉浮。

六经辨证：太阳少阳合病。

处方：桂枝葛根汤加威灵仙、鸡血藤、川芎。桂枝 15g，白芍 15g，葛根 30g，威灵仙 10g，鸡血藤 30g，川芎 20g，炙甘草 5g，生姜 15g，大枣 15g，半夏 10g。7 剂，水煎，日 1 剂分 2 次服。

二诊：2017 年 4 月 28 日。药后头晕减轻，右手麻无进展，仍怕冷出汗，舌脉同前。

处方：当归四逆汤合桂枝葛根汤加味。当归 1 包，桂枝 3 包，白芍 1 包，细辛 2 包，葛根 3 包，川芎 2 包，鸡血藤 2 包，威灵仙 1 包，炙甘草 2 包，木通 1 包，生姜 2 包，大枣 1 包。10 剂，开水冲泡，每日 1 剂，分 2 次服。服完后未再来诊，1 年后偶遇，告知尚未复发。

按：本案可以定义为"颈性眩晕"，乃因颈椎退行性病变引发脑供血不足所致。该病在当今社会多发，且日趋年轻化。中医治疗该病较现代医学优势明显，最突出之处在于两点：一是改善形成颈椎病的外部环境，注意坐姿，加强锻炼。二是改善既已形成的体征，根据致病因子的不同进而改善局部血液循环为主。除中央脊髓型颈椎病中医疗效尚不理想外，其他各型疗效均佳。

《伤寒论》第14条：太阳病，项背强几几，反汗出恶风者，桂枝加葛根汤主之。原方本意治疗风寒之邪客于太阳经输，营卫不和之证。颈椎病的形成，初期正是由于寒邪客于经脉，导致经脉不通，失于濡养，久生瘀滞，而出现头晕、头痛、颈项僵痛、肢体麻木，甚则恶心、呕吐。运用经方治病，有时但见一二症即可，受启于《伤寒论》条文中"肩背颈项引痛""项背强几几""恶风"等症，桂枝加葛根汤可以缓解颈椎病的相关症状。

随着电脑、手机、汽车的广泛运用，颈椎病的发病率呈直线上升，而且呈现年轻化趋势。颈椎病虽不致命，但痛苦大，严重影响了人们的生活起居、日常工作，尤当重视。

【医案 49】张某，女，42岁。2019年4月20日初诊。

主诉：眩晕反复发作3年，晕厥1小时。（家属代诉）

现病史：眩晕反复发作3年，曾在医院行CT检查示：基底动脉供血不足，轻度脑梗死。服血塞通、盐酸氟桂利嗪等可缓解，停药易复发。亦用中药调治过，所用处方大多为益气活血之品，效不佳。此次突然晕厥，家属急邀往诊。

症状：晕厥，呼之不应，面白唇淡，血压90/60mmHg，其丈夫告知正值月经期第5天。舌暗红苔白，脉沉细。此系气血亏虚所致之晕厥，宜先予开闭再辨证处方。

处方：①红参 50g，急煎频频灌服。②针刺人中、十宣，行补法。约半小时患者苏醒，少气懒言，诉头晕，月经量多有血块，小腹隐隐作痛，揉按或得温减轻，大便稀溏，日 2~3 次。

六经辨证：太阴里虚寒证兼血虚血瘀。

处方：胶艾汤合理中汤加黄芪。当归 15g，川芎 10g，阿胶珠 15g，赤芍 10g，熟地黄 30g，艾叶炭 10g，炙甘草 5g，炮姜炭 10g，炒白术 15g，茯苓 15g，黄芪 30g。7 剂。每日 1 剂，水煎分 2 次服。

二诊：2019 年 4 月 28 日，自行来诊。诉服至第 4 剂药时月经即干净，头晕好转，小腹隐痛仍在，大便稍成形，每日 2 次，舌脉无变化。仍遵上法，以阿胶易阿胶珠、艾叶，炮姜不炒炭守服 10 剂。

三诊：2019 年 5 月 9 日，头已不晕，腹痛消失。舌淡苔白舌下系带青紫，脉沉细。更方善后。

处方：温经汤。当归 15g，川芎 10g，赤芍 15g，阿胶 15g，桂枝 10g，半夏 10g，麦冬 10g，牡丹皮 10g，炙甘草 6g，红参 10g，黄芪 30g，大枣 15g，吴茱萸 10g，炮姜 10g。于月经前服 10 剂，连服 3 个月经周期。

按：本案患者的眩晕、晕厥乃因血虚所致。充分体现出"无虚不作眩"之说。值得注意的是，在临证治疗这类疾病时应遵循首先开闭的原则。此类病证只有在患者苏醒后才能获得最确切的信息供临床诊断，不可臆测盲目开方。如本案患者未醒时仅能断其晕厥原因是月经过多导致的血虚，却不知道其有太阴里虚寒的理中汤方证存在，如此一来于辨证就有不严谨之嫌，就会影响到后续的康复，加大了患者的治疗成本。

糖尿病从肝论治，应懂圆机和活法

现代医学治疗 2 型糖尿病，主要是利用药物作用于靶器官胰腺和控制饮食摄入以控制血糖。根据我近 30 多年的临床所见，随着经济社会的发展，生活节奏加快，各种压力加大，绝大多数 2 型糖尿病或多或少地表现出与肝有关。但在各个不同时期症状也有所不同，所以在治疗过程中就应灵活应变，根据不同时期所表现的不同证候辨证论治。

【医案 50】胡某，男，50 岁，送液化气工人。2016 年 8 月 20 日初诊。

现病史：于医院体检时发现空腹血糖 16.8mmol/L，糖化血红蛋白 12.7mmol/L，诊断为 2 型糖尿病，因不愿注射胰岛素和服用降糖药来诊。身高 178cm，体重 97kg，现口渴喜饮，口苦，大便稀溏日 2～3 次，偶有头晕，食欲旺盛，舌体胖大舌质淡苔白水滑有细裂纹，脉弦滑。

六经辨证：口渴喜饮，口苦，偶有头晕，脉弦属少阳证。食欲旺盛属阳明证。大便稀溏日 2～3 次，舌体胖大舌质淡苔白水滑，脉滑属太阴证兼饮证。舌有细裂纹属伤阴证。总属少阳阳明太阴合病兼饮。系水饮上犯，中枢不利。治宜和解少阳，温化水饮，兼清阳明胃热。

处方：柴胡桂枝干姜汤合小陷胸汤。柴胡 15g，桂枝 10g，干姜 10g，天花粉 15g，黄芩 10g，牡蛎 20g，黄连 15g，半夏 10g，瓜蒌 10g，炙甘草 6g，生地黄 15g。30 剂，每日 1 剂，水煎分 2 次服用。

二诊：2016 年 9 月 20 日，口干口苦好转，饮食减少，大便无变化，空腹血糖 9.8mmol/L，舌脉同前。

处方：柴桂姜合茯苓泽泻汤。茯苓 25g，泽泻 15g，桂枝 6g，白术 15g，生姜 12g，柴胡 15g，干姜 10g，天花粉 15g，黄芩 10g，牡蛎 20g，黄连 15g，生地黄 20g。30 剂，服法同上。

三诊：2016 年 10 月 21 日，空腹血糖 7.6mmol/L，体重减至 84kg，大便成形，无不适症状。舌红苔薄白。

处方：四逆散合木防己汤。木防己 10g，石膏 30g，桂枝 10g，西洋参 10g，柴胡 10g，白芍 10g，枳壳 10g，炙甘草 5g。15 剂，每 2 日 1 剂，水煎分 2 次服。

四诊：2016 年 11 月 20 日，空腹血糖 6.2mmol/L。体重 81kg，舌淡苔薄白，无不适症状。仍予原方守服 1 个月停药观察至今，血糖一直控制在 5.7～6.5mmol/L。

按：此案病机并不复杂，典型的胆热脾寒证，方用柴胡桂枝干姜汤。对该方证的认识，争论颇多，主要表现在两个方面。《伤寒论》第 147 条：伤寒五六日，已发汗而复下之，胸胁满微结，小便不利，渴而不呕，但头汗出，往来寒热，心烦者，此为未解也。柴胡桂枝干姜汤主之。刘渡舟老在其《伤寒论十四讲》中提到："用本方和解少阳兼治脾寒，与大柴胡汤和解少阳兼治胃实相互发明，可见少阳为病影响脾胃时，需分寒热虚实不同而治之。"由此倡导以口苦、便溏为辨证眼目，并提出"胆热脾寒"的观点。另一个观点则恰恰相反，认为该证所治大便应是干燥秘结的，而不应是便溏或稀，理由是本方证为少阳太阴合病兼水饮，水液代谢失常必导致大便的干结，也就是条文中所说的"胸胁满微结"。其实我认为这不是重点，临床疗效才是关键所在。糖尿病患者胃肠功能紊乱，往往大便时溏时干，或者数日不大便，或者连续数日大便日数次而泻下不止，治疗极难。用此方治疗则能够调理肝胆肠胃之功能，并用天花粉生津止渴，对糖尿病胃肠功能紊乱或者口渴口苦便溏者，正相合拍。本案首诊合上小陷胸汤，旨在通过清胃热而控制患者食欲，方中黄连苦寒，现代药理研究有很好的降糖作用。临床观察中发现，凡血糖较高的患者无论黄连用到多大剂量都不觉味苦，但随着血糖的下降，感知苦味会越来越浓。

水饮致病也是疾病迁延的主要因素。二三诊中合茯苓泽泻汤和木防己汤都是针对于此。

【医案51】朱某，男，56岁，银行职员。2018年3月9日初诊。

现病史：患者2年前在单位体检时发现血糖升高，诊断为2型糖尿病。曾服用阿卡波糖，空腹血糖一直维持在7.8～13.5mmol/L，3月8日化验血糖14.8mmol/L，糖化血红蛋白9.2%，建议胰岛素治疗，患者拒绝，遂来诊。

症状：口干口渴，腰腿酸痛，阳痿1年，四肢冷下肢甚，吃饭时头汗较多。便秘，舌质偏红苔白腻，寸关脉大尺脉弱。

六经辨证：少阴阴虚阳浮证。

治法：填精气化。

处方：引火汤加味。熟地黄90g，麦冬30g，肉桂3g，枸杞子30g，五味子10g，茯苓30g，巴戟天15g，红参10g，制附子10g，炮姜10g，生石膏60g，郁李仁10g，10剂。

二诊：2018年3月20日，口干口渴明显好转，便秘好转，舌苔白腻，尺脉较前有力。继续上方10剂。

三诊：2018年3月30日，空腹血糖9.9mmol/L，糖化血红蛋白7.5%，患者无口干口渴，舌苔渐退，上方去生石膏加水蛭10g，继续服用90剂。

四诊：2018年7月1日，空腹血糖7.7mmol/L，糖化血红蛋白 6.9%，患者腰腿痛酸感消失，阳痿明显好转。原方守服 60 剂。

五诊：2018 年 9 月 2 日，空腹血糖 5.9mmol/L，糖化血红蛋白 6.2%，停药观察。嘱控制饮食与锻炼相结合。随访至今，血糖一直在正常范围内。

按：此患者虽舌红、口干口渴、大便干等阳热症状明显，但因其腰酸，尺脉弱，寸关脉大，平脉辨证，溯本求源，盖因水浅不能藏龙，而致龙雷之火上浮。方用引火汤，导龙入海，水火互济，水趋下，而火已有不得不随之势，水火同趋，则共安于肾宫，上热自除。前后共进 100 余剂奏佳效。从药物组成来看，并无着意添加经药理作用证明有降糖作用的中药，而是从六经出发辨出其主要病机，然后根据病机选取适当方证而治取效，这便是中医学的高明之处。

【医案 52】向某，女，50 岁，在外务工。2015 年 8 月 13 日初诊。

主诉：2 型糖尿病 2 年，血糖升高 5 天。

现病史：患者一直在外务工，2 年前因"宫血不止"去医院治疗时体检发现空腹血糖 12.7mmol/L，糖化血红蛋白 7.9%，诊断为 2 型糖尿病。因无特别不适，吃完医院所发降糖药物（二甲双胍、阿卡波糖）后未再服药。5 天前因突发腰痛，体检时血糖升高至 18.5mmol/L，医院要求注射胰岛素治疗，患者拒绝，返乡中医诊治。既往子宫肌瘤切除术、肝内胆总管取石术，有慢性荨麻疹史 5 年。

症状：口苦，口干，喜热水。胸胁不舒，纳呆，常叹息；经行乳房胀痛，经期 6~8 天，量多，经期腰酸痛，白带多，睡眠不佳，四肢冷，大便可。舌胖大有齿痕苔白，脉弦滑。空腹血糖：15.9mmol/L。

六经辨证：少阳少阴合病。宜先疏肝行气以解阳郁，和解少阳而利枢机。

处方：柴胡四逆散加味。柴胡 12g，半夏 10g，黄芩 10g，枳实 10g，白芍 10g，炙甘草 6g，黄连 12g，熟地黄 20g，党参 10g，生姜 9g，大枣 10g。15 剂，开水冲泡，每日 1 剂，分 2 次服。

二诊：2015 年 8 月 28 日，口苦、口干、好转，胸胁不舒，纳呆，常叹息缓解，月经已于 8 月 27 日如期而至，此次乳胀不明显。空腹血糖 15.2mmol/L。

处方：当归芍药散合四逆散加味。当归 10g，白芍 10g，茯苓 10g，泽泻 10g，白术 10g，川芎 6g，柴胡 6g，枳实 10g，黄连 12g，熟地黄 20g。炙甘草 6g。20 剂，开水冲泡，每日 2 次，每次 1 剂顿服。

三诊：2015 年 9 月 10 日，查空腹血糖 13.5mmol/L，月经 5 天干净，白带减少，四肢冷好转。舌仍胖大有齿痕苔白，脉滑。仍予二诊方加桂枝 12g，合茯苓泽泻汤意在加重温阳利水作用。20 剂，开水冲泡，每日 1 剂分 2 次服。

四诊：2015 年 10 月 3 日，月经 9 月 26 日至，5 天干净，色正量中等，其余诸症明显好转。空服血糖 10.3mmol/L。原方守服 90 剂，经期亦未停药。

五诊：2016 年 1 月 1 日。空腹血糖 6.4mmol/L。无任何不适，仍予上方黄连 6g 加山药 20g。30 剂。按服 1 剂停 1 天，服 2 剂停 2 天，以此类推，直至服完，停药观察。

按：该患者连续服药近 200 剂，终使血糖降至了正常。且随访至今，虽早已停药，血糖却一直处于 5.5～6.2mmol/L，控制得比较理想。综观该案主要有如下几点体会。

第一，女性患者由于多愁善感，长期处于压抑或紧张状态，极易出现肝郁气滞一证。从肝的生理功能而言，"肝乃女子先天之本"，可见"肝"在女性一生的重要地位。再有，"肝喜条达而恶抑郁"，主疏泄。本案患者胸胁不舒、乳房胀痛、喜叹息等症状的出现，实际就提示了肝气的郁滞。这同时也说明，虽然中医学肝胆只是一个藏象概念，并不单指现代医学所说肝和胆，但肝胆系统的手术对其生理功能还是有一定影响的。由于肝气的郁滞，直接影响到脾胃的升降功能，故而同时出现了水液的代谢失常，患者的舌体胖大有齿痕即为明证。因此第二诊开始，一直用当归芍药散合茯苓泽泻汤既养血又温阳利水。

第二，《伤寒论》第318条：少阴病，四逆，其人或咳，或悸，或小便不利，或腹中痛，或泄利下重者，四逆散主之。本案中只有四肢冷一个症状出现，说明外邪传经入里，气机为之郁遏，不得疏泄，阳气内郁所致，治疗以透邪解郁，疏肝理脾为主。阳气内郁，不能达于四末，而见手足不温。此种"四逆"与阳衰阴盛的四肢厥逆有本质区别。正如李中梓云："此证虽云四逆，必不甚冷，或指头微温，或脉不沉微，乃阴中涵阳之证，惟气不宣通，是为逆冷。"方中取柴胡入肝胆经，升发阳气，疏肝解郁，透邪外出，为君药。白芍敛阴养血柔肝为臣，与柴胡合用，以补养肝血，条达肝气，可使柴胡升散而无耗伤阴血之弊。佐以枳实理气解郁，泄热破结，与白芍相配，又能理气和血，使气血调和。使以甘草，调和诸药，益脾和中。

第三，对于这类型的患者，在治疗时，一定要注意多沟通，让人文关怀贯穿治疗始终，使患者树立起必胜信念，才会配合医师坚持服药。这样才有利于疾病的康复，众多的病例治疗都证明了这一点。

泄泻治验

　　泄泻是常见多发性疾病。现代医学常分为细菌性和病毒性两种，通过补充电解质和对症治疗常能收到较好疗效。然临床也有部分患者因过敏或其他因素不愿接受静脉滴注治疗，而选择中医药，特别是慢性泄泻，中医药疗效更具优势。《景岳全书·泄泻》言："凡泄泻之病，多由水谷不分，故以利水为上策。"中医学认为，本病多为饮食不洁，或起居不慎致脾胃受损，运化失常，酿生湿浊，下注肠道，腑气不利，气血凝滞或夹瘀夹湿，伤及肠络而引发，当以清热利湿，疏肝健脾，和胃止泄为治。

　　【医案53】胡某，男，17岁，高中学生。2017年5月16日初诊。

　　症状：大便水泄样日数10次，在校医务室静脉滴注1天不效，家长接回家邀余诊治。症见泄泻水样便，心中烦躁，恶心不欲饮食，腹痛阵作，头晕乏力明显，两手较冷。学校泄泻者众，当地疾控已介入调查，疑为食源性腹泻。舌淡红苔白根部黄腻，脉沉细。患者因泻下次多不愿静脉滴注治疗。

　　处方：黄连6g，干姜10g，肉桂6g，西洋参10g，半夏10g，炙甘草6g，大枣10g。

　　仅服1剂泄泻次数减少，心中烦热减轻，连服2天3剂诸症皆消。

　　【医案54】向某，女，35岁。2017年5月25日初诊。

　　症状：大便稀溏日行5次，胃脘疼痛，进食尤甚，上腹部按压痛，嗳气频频，四肢冷，舌淡红苔黄腻脉沉细。自购阿莫西林胶囊、奥美拉唑胶囊及蒙脱石散，服用3天不效来诊。现除上述症状外，尚有两胁窜痛。既往浅表性胃炎史 6 年。

辨证：胃虚日久，脾阳不振，属寒热错杂之厥阴证。

处方：黄连 6g，干姜 10g，桂枝 10g，半夏 10g，佛手 10g，厚朴 10g，香附 10g，西洋参 10g，炙甘草 6g。药服 2 剂胃痛止，5 剂服完，大便正常且成形，余症皆消。

按：案 53 系因平素胃肠虚弱，饮食不洁，腐而化热留于胃中而烦躁恶心，清阳下陷而洞泄不止，治疗之法理当清上而温下；案 54 初看似为肝气犯胃，治宜抑肝木而厚脾土，然胃病日久，中虚在先，脾阳不振更明显，故仍属上热下寒，寒热错杂之厥阴为病。《伤寒论》第 173 条：伤寒，胸中有热，胃中有邪气，腹中痛，欲呕吐者，黄连汤主之。此两案症状稍有不同，一以泄为主，一以痛为要，但病机表现却是一致的，故以相同处方处治，都收到了较好疗效。

【医案 55】邹某，女，61 岁。2017 年 8 月 5 日初诊。

症状：自诉 1 周前感冒，鼻塞流涕，自觉身热不恶寒，体温正常，出汗，纳呆，心烦，前医予补液并中药治疗（大青龙汤加减）不效，更见水入即吐，泄泻日 4～5 次，口渴，小便灼热短少，舌淡红苔黄，脉浮数。

六经辨证：鼻塞流涕，自汗，脉浮属太阳中风证。水入即吐，纳呆乏力，泄泻属太阴证兼水饮上逆。小便短少，脉数，苔黄属阳明湿热证。辨六经为太阳太阴阳明合病，属表里同病，表邪里饮。

处方：五苓散证。肉桂 5g，桂枝 5g，白术 15g，茯苓 15g，泽泻 30g，猪苓 15g。3 剂而愈。

按：本案乃前医误治后的变证。《伤寒论》第 74 条：中风发热，六七日不解而烦，有表里证。渴欲饮水，水入即吐者，名曰水逆。五苓散主之。案中正有条文中口渴，水入即吐之水逆证，也存在太阴里寒之泄泻，而这些症状的出现，皆因大青龙汤强发其汗，激动里饮造成。故可用五苓散概而论治。一则促使水液代谢趋入正常；二则以通过利其小便以实其大便，可谓一举而两得也。

【医案 56】朱某，男，35 岁。2010 年 7 月 18 日初诊。

现病史：患者昨日发热、呕吐、腹泻，经检查诊断为"中毒性肠炎"。予以补液纠正失水和酸中毒，仍便泻稀水，色黄臭秽，日达 6 次，身热头重，烦渴自汗，腹中隐痛，形体消瘦，眼眶凹陷，舌尖边红，中心苔黄，尿黄短少，脉濡数。

病因：暑湿内侵，下迫胃肠，升降乖逆，清浊难分，传化失常，利遂不止。当用逆流挽舟之法，解肌透邪，生津止泻。

处方：葛根黄芩黄连汤，再加入扁豆花、绿豆衣各 10g 清暑生津。

1 剂泻减，2 剂泻止；继用甘淡渗湿、清暑益气之剂调养而愈。

按：《伤寒论》第 34 条：太阳与阳明合病者，必自下利，葛根黄芩黄连汤主之。

太阳病，桂枝证，医反下之，利遂不止，脉促者，表未解也，喘而汗出者，葛根黄芩黄连汤主之。本案现代医学诊断为"中毒性肠炎"，在中医言之为"协热痢"，盖因阳明湿热之毒蕴于肠胃使然。该证于夏季多发，辨证准确，常见效颇快。

【医案 57】陈某，男，53 岁。2014 年 9 月 15 日初诊。

主诉：腹痛腹泻、里急后重反复发作 5 年余，加重 2 天。

症状：患者 5 年来每吃刺激性食物则腹痛腹泻、里急后重，常屡治屡发，痛苦不堪，平时饮食十分谨慎，此次不小心吃了少许辛辣食物再次诱发。自购药物无效。现症见腹痛腹泻，日10余次，里急后重，红白黏液便。在医院行结肠镜检，诊断为"溃疡性结肠炎"。因拒绝手术来诊。刻诊症状如前，口渴，伴腓肠肌酸胀，入夜痉挛，平常较正常人怕冷，现早晚必穿秋衣，小便黄。舌红苔白披黄腻，脉细弦数。

六经辨证：阳明太阴少阴合病之寒热错杂，虚实夹杂证。腹痛腹泻，日10余次，里急后重，红白黏液便，口渴，小便黄，舌红苔黄腻脉弦数属阳明湿热证。较正常人怕冷，现早晚必穿秋衣，脉细，苔白属少阴证。腓肠肌酸胀，入夜痉挛属太阴寒湿证。

处方：白头翁汤合薏苡附子败酱散、芍药甘草汤。白头翁20g，黄连6g，黄柏12g，秦皮10g，薏苡仁30g，附子12g，败酱草30g，炒白芍30g，炙甘草9g。10剂，每日1剂，水煎分2次服。

二诊：2014年9月20日，患者惧附子服后上火，一诊只服了5剂，今晨来诊诉腹痛，小腿抽筋酸胀明显好转，大便次数减少一半。舌脉如前，仍予原方10剂守服。

三诊：2014年9月30日，除大便每日仍有3次粘盆、有滞胀感外，余症消失，舌淡红苔白薄黄，脉细稍濡。原方去白芍、炙甘草继续服20余剂，诸症消失，后以薏苡仁附子败酱散合六君子汤调治月余，至今没有复发。

按：溃疡性结肠炎由于病程长，反复发作，是结肠癌高发对象。中西医治疗都颇感棘手。该案因吃刺激食物引发，实际上还有肠易激综合征在内。根据六经辨证该案为阳明湿热与太阴少阳合病出现，乃厥阴病变，似乎可考虑乌梅丸处治。然案中阳明湿热尤甚，有酿毒之势，故果断选用清热解毒、凉血止泻的白头翁汤与温经祛湿、散寒止痛的薏苡附子败酱散合方寒温并用，表里同治。因案中有腹痛与腓肠肌痉挛同见，故再合芍药甘草汤酸甘化阴以缓急止痛。该三方出自《伤寒论》和《金匮要略》：肠痈之为病，其身甲错，腹皮急，按之濡，如肿状，腹无积聚，身无热，脉数，此为肠内有痈脓，薏苡附子败酱散主之。下利，欲饮水者，以有热故也，白头翁汤主之。条文中所描述症状虽然简单，但条文外隐含的内容却很丰富，特别是白头翁汤。我们可从药物组成反推出所包含的内容，有利于临床的拓展应用范围。值得一提的是，对于此类寒温半用之法，首先应掌握好药量比例，使寒温达到平衡，不可太过或不及；其次应与患者保持良好沟通，告知该病疗程偏长，必须坚持治疗才可取得疗效。

【医案 58】孙某，男，42 岁，环卫工人。2017 年 4 月 7 日初诊。

现病史：腹痛、腹泻 1 年余。患者 1 年前腹痛、泄泻，在医院住院治疗 1 周无效，遂赴省医院检查，经彩超、肠镜检查并化验，最终高度怀疑"克罗恩病"，经对症支持疗法腹痛减轻而腹泻仍每日 10 余次。后转某中医院行中医治疗，服药逾半年，症状有所缓解，但泄泻仍每日达 4～6 次。经其表舅介绍来诊。

刻诊：每日大便 4～6 次，有里急下重感，腹稍胀，有红白色黏液，大便稀溏不成形。饮食稍有不慎（吃冷食或刺激性食物）即腹泻加重，脐周隐痛，得温或按压则舒，身高 182cm，体重 80kg。舌淡苔白腻，脉细濡。

辨证：脾虚气弱，湿热滞留。

处方：仙桔汤加减。仙鹤草 60g，桔梗 30g，白头翁 10g，乌梅炭 10g，炒白术 15g，炒白芍 15g，木槿花 10g，木香 5g，炒槟榔 5g，炙甘草 5g，地榆炭 30g，炮姜 10g。10 剂，每日 1 剂分 2 次服。

二诊：2017 年 4 月 18 日。自诉药服 7 剂诸症消失，大便每日 1 次，成形。为巩固疗效，要求继续服药。脉缓，舌淡苔白。仍予原方加附子 10g、秦皮 10g、黄柏 10g、刺猬皮 20g。20 剂，煎服法同上。

按： 本案能够治疗成功，且疗效如此迅速，是我始料未及的。该案现代医学诊断为"克罗恩病"，到目前为止，全世界并无特效性药物治疗所以久治不愈，倒在情理之中。但仅仅 7 剂中药治愈该病也似乎不太现实，那么只有一种可能，那就是诊断有误！直到仔细通读该病的诊断和鉴别诊断的有关文献才得知，该病术前误诊率竟高达 69.4%。从症状分析并结合患者起病描述，诊断似乎更接近于"慢性非特异性溃疡性结肠炎"。仙桔汤是已故国医大师朱良春所创制，我得之已久却从未使用过，没想到很平凡的药味却收效甚捷。朱老在介绍该方时说："慢性泄泻，迭治不愈，缠绵难解者，辨证往往有脾虚气弱的一面，又有湿热滞留的一面，呈现虚实夹杂的征象，在治疗上既要补脾敛阴，又须清化湿热，才能取效。本方选大剂仙鹤草为君，避开苦寒、温燥之品，不用补药，也不攻下，而专以调节气机，调养气血，对于慢性结肠炎寒热错杂、虚实夹杂而迁延不愈者，确乃良方也。全方消补兼施，寓通于补，与病机十分契合。一诊取效后，舌脉均表现出中焦虚寒证候，故在二诊时，加入附子，合前炮姜、白术乃为附子理中汤意，重在治本。对于这种寒热错杂之证，之所以不投乌梅丸，正是为避其苦寒温燥也，但方中却又有乌梅丸影子。所加地榆炭，乃因该药不仅有固涩止泻作用，与刺猬皮相伍，更有活血敛疮、愈合溃疡之佳效。

紫癜缘由毒瘀虚，辨证精准起沉疴

传统医学所称的"紫癜"，在现代医学的病名为"血小板减少"，因其常见皮下出血而成瘀点或瘀斑，故也叫血小板减少性紫癜，该病属于中医的"血症"范畴，是血液不循常道，或上溢于口鼻之窍，或下出于前后二阴，或外渗于肌肤的一类疾病。现代医学一般用止血药、激素和免疫抑制剂治疗，无根治方法，且不良反应多。而中医的辨证用药具有效果独特、不易反复的优势。

【医案 59】向某，男，67 岁。2019 年 3 月 24 日初诊。

主诉：大便下血、皮肤紫斑 3 个月。

现病史：3 个月前无明显诱因出现少量便血和大腿多处瘀斑，未予重视。1 周后便血症状加重，神疲乏力，头晕不能站立，遂去镇卫生院诊治。经化验白细胞 2.9×10^9/L，血小板 12×10^9/L，结合临床症状诊断为血小板减少性紫癜，转诊医院住院治疗 2 个多月后，白细胞和血小板分别上升至 3.2×10^9/L 和 14×10^9/L，出血控制，头晕好转出院。

症状：头晕，神疲乏力，稍受凉易感冒，口干不苦，下肢冷，腿胀，自觉身热无汗，视物模糊，大便稀溏，小便多，夜尿 4 次。大腿内侧多处皮下紫斑，既往颈椎病。舌淡苔白舌下静脉青紫，脉沉濡数。

六经辨证：少阴太阴合病兼血瘀。

病因病机：气血失和，脏腑失调，机体沉衰。

治则：补气摄血，调和脏腑。

处方：当归补血汤合理中汤、二至丸加减。当归 10g，黄芪 30g，炒白术 10g，茯苓 10g，炮姜 6g，仙鹤草 30g，女贞子 10g，墨旱莲 10g，炙甘草 6g，西洋参 6g，三七 3g。10 剂，开水冲泡，每日 1 剂分 2 次服。药后自觉头晕、神疲明显改善，余无不适，遂原方续进 50 剂。

二诊：5 月 25 日，白细胞、血小板分别上升至 $4.2 \times 10^9/L$ 和 $90 \times 10^9/L$，精神可，易感冒，颈椎不适，视物模糊，紫斑消退，双下肢酸胀，大便正常，口干尿多，舌红苔薄黄腻，脉弦稍数。时已夏季，湿热当令。

处方：四妙散合当归补血汤加葛根、茺蔚子。苍术 10g，黄柏 12g，川牛膝 10g，薏苡仁 30g，当归 10g，黄芪 30g，葛根 20g，茺蔚子 10g，炙甘草 6g，西洋参 6g。15 剂，服法同上。

三诊：6 月 10 日，诸症消失，神清气爽，脉趋平缓，夜尿 3～4 次，舌淡红苔薄白。

处方：黄芪 30g，当归 10g，葛根 20g，白芍 10g，苍术 10g，党参 20g，山药 30g，益智仁 10g，乌药 10g，茯苓 10g，白芍 10g，淫羊藿 10g，仙茅 10g，知母 10g，枸杞子 20g，阿胶 6g。

该方一直服至 9 月 10 日，医院复查，白细胞和血小板分别上升至 $5.3 \times 10^9/L$ 和 $109 \times 10^9/L$。无其他不适，遂停药观察。至 2020 年 5 月医院常规体检，白细胞和血小板分别为 $5.4 \times 10^9/L$ 和 $156 \times 10^9/L$。

按：中医学认为原发性血小板减少性紫癜（ITP）的发病机制是人体气血两虚，阴阳失调。现代医学认为本病是免疫相关性疾病，这些病因都可以统一用中医学的气血不足、阴阳失衡的理论来解释。根据中医理论，血液病出现瘀斑等出血倾向，是由于气血两虚，脾肾不足，精血亏损，气不摄血，血不归经，血液妄行。据此可采取双向调节机体阴阳平衡以健脾益肾、补气养血、活血化瘀，止血消斑，恢复骨髓造血。双向调节机体免疫功能，使机体阴阳平衡、气血调和，水谷运化，益气生津，养血生髓。临证以热毒炽盛、血热妄行、气不摄血、气阴两虚、脾肾两虚多见。前两者以儿童临床多见为特征。

本案前期临床表现为气虚不能制约血液运行为主，日久必兼气阴两伤而出现口干等症，故先予益气摄血，兼以养阴，调理脏腑功能为主，也是"急则治标"的具体表现；症状得到有效控制后，恰遇夏季来临，长夏湿热当令，最易阻碍阳气的升发，此时患者一派湿热之症，正合天人相应之说，为恐阳气被遏，阴血妄动，故速予清利湿热与益气升阳并举，实有"既病防变"之意在内；后阶段临床表现为脾肾两虚之证，是由于气血虚弱不能化生精微所致，故治疗重心转为温脾阳、壮肾阳、补气血。

综观此案，分阶段辨证施治是治疗成功的关键所在，法随证转，方从法出，中医学治病，是天、地、人三者的有机统一，该案的处治，表现得淋漓尽致。

妇科验案

一、赤黄带下苦不堪言，经方十剂喜笑颜开

【医案60】胡某，女，43岁。2021年4月23日初诊。

主诉：赤黄带下量多且臭1个月余。

症状：赤黄带下量多，臭秽难闻，经前及性生活后更明显。月经量多拖尾，7～10天干净，无痛经，颜色正常无血块，经前常见鼻塞等类感冒症状，经后自愈。大便黏而不爽，舌淡苔白腻，脉沉细濡。

六经辨证：赤黄带下量多，臭秽难闻，经前及性生活后更明显，月经量多拖尾 7～10 天干净，脉濡属湿热证。经前常见鼻塞等类感冒症状，经后自愈，脉沉属少阴证。大便黏而不爽属太阴证。

病机：太阴少阴兼湿热。

治则：清热除湿，扶阳逐瘀。

处方：益黄汤合薏苡附子败酱散。山药 30g，芡实 30g，黄柏 15g，车前子 15g，白果 10g，败酱草 30g，薏苡仁 30g，附子 10g，甜叶菊 5g。10 剂，水煎，每日 1 剂分 2 次服。

二诊：2021 年 5 月 2 日，诉赤黄带量显著减少，气味减轻，精神较前大有改观，脉濡舌淡苔白。仍予前方 7 剂。嘱待月经干净后 14 天复诊调经。

按：《金匮要略·疮痈肠痈浸淫病脉证并治》云：肠痈之为病，其身甲错，腹皮急，按之濡，如肿状，腹无积聚，身无热，脉数，此为肠内有痈也，薏苡附子败酱散主之。该方虽为肠痈阴证而设，但后世医家多有发挥，广泛应用于肝胆肠胃及皮肤病、肿瘤诸科。特别于妇科炎症性疾病，因其病机类似，内有瘀热，郁久成痈毒而发于外，为薏苡附子败酱散的适应证，故可异病同治。

傅山《傅青主女科》："夫黄带乃任脉之湿热也……惟有热邪存于下焦之间，则津液不能化精，而反化湿也……法宜补任脉之虚，而清肾火之炎，则庶几矣。方用易黄汤……此不特治黄带方也，凡有带病者，均可治之，而治带黄者，功更奇也。盖山药、芡实专补任脉之虚，又能利水，加白果引入任脉之中宫，更为便捷，所以奏功之速也。至于用黄柏清肾中之火也。肾与任脉相通以相济，解肾中之火，即解任脉之热矣。"该案之赤黄带下，正如傅山之论，乃湿热蕴于胞宫稽留不去所致，易黄汤乃对症之方。

本案若只独见赤黄带下秽臭则易黄汤足矣。然患者尚有月经量多时长，且每到经期出现类感冒症状，提示体内阳气不足，固摄无权，故两方合而为用，正好优势互补，以绝复发之机。

二、同房出血需查因，对症治疗子嗣来

同房出血一症，并非鲜见。只是囿于传统，大多数女性羞于启齿。随着人类文明的进步，性教育的普及，越来越多的女性能勇敢面对，寻求医师的帮助。

同房出血一般有三种。一是妇科炎症性疾病，如宫颈糜烂、宫颈息肉、子宫内膜异位症、盆腔炎、宫颈癌等；二是由于放置宫内节育环，或性交时过于粗暴；三是女性阴道、宫颈、子宫畸形等。除了第三种情况和宫颈癌需要手术才能解决，其余的通过中医学辨证论治是完全可以治愈的。

【医案 61】张某，女，28 岁。2018 年 2 月 17 日初诊。

主诉：同房出血年余，加重 2 个月。

现病史：自诉每于同房后阴道少量出血，未予重视。2 个月来症状加重，出血增多，遂去医院检查。经彩超、宫腔镜检诊断：盆腔炎、盆腔积液；宫颈息肉、中度宫颈糜烂。经静脉滴注及口服消炎药治疗近 2 个月，效果不明显。小孩已 6 岁，求子心切而求治中医。

症状：诉同房后少量出血，白带多、质稀、稍黄有异味，月经周期基本正常，经量不多，一般 3 天即干净，有少量血块，无痛经，经前乳房胀痛，经前后腰酸腰痛，四肢怕冷，脉沉弦滑，大便稀溏，日 2~3 次，舌体胖大有齿痕，舌下静脉青紫，舌苔白。

六经辨证：四肢怕冷，乳房胀痛，脉弦属少阳证。同房后少量出血，白带多、质稀、稍黄有异味，经前后腰酸腰痛，大便稀

溏日 2～3 次，舌体胖大有齿痕，脉沉滑属太阴寒湿化热证。经量不多，一般 3 天即干净，有少量血块，舌下静脉青紫属血瘀。

处方：当归芍药散、四逆散、桂枝茯苓丸合薏苡附子败酱散。柴胡 12g，赤芍 10g，枳实 10g，当归 15g，茯苓 20g，苍术 20g，泽泻 30g，川芎 6g，薏苡仁 30g，附子 12g，败酱草 30g，桂枝 12g，桃仁 10g，牡丹皮 10g，炙甘草 6g。10 剂。颗粒剂，开水冲服，每日 1 剂分 2 次服。服药期间禁房事。

二诊：2018 年 2 月 27 日，服药后白带显著减少，也无异味，大便次数减少，较前成形仍软，舌脉无变化。仍守原方 15 剂。遇月经不必停药。

三诊：2018 年 3 月 14 日，月经量增多，5 天干净，无血块，无乳房胀痛，带下及大便均正常，时有头晕，乏力，脉沉细，舌淡苔白，舌体仍胖大齿痕变浅，舌下系带颜色正常。

处方：温经汤加味。吴茱萸 10g，当归 10g，赤芍 10g，川芎 6g，党参 20g，桂枝 12g，牡丹皮 10g，半夏 10g，麦冬 10g，阿胶 9g，生姜 10g，炙甘草 6g，败酱草 30g，泽兰 15g。15 剂。

四诊：2018 年 3 月 30 日。其间同房 2 次，未见出血。他症消失，去败酱草、泽兰守服 15 剂。同年 6 月 20 日其母专程来告：女儿已怀孕 2 个月。

按：该案患者虽以同房出血就诊，但是经带的不正常才是导致不孕的主因。同房出血仅仅是一个显而易见的诱发因素。现代医学对症消炎治疗失败，是因为这种妇科的慢性炎症并非是细菌引起，而是胞宫代谢失常，水液潴留日久所致，也就是中医学所说的水饮寒湿郁久化热而成。根据病机，一诊选用复方大剂，仅10 剂取效。二诊病机并无多大变化，故守方选进。三诊时病机稍有变化，表现出血虚证候，故更方为温经汤，以温经祛寒、养血祛瘀为治。整个治疗过程始终将血瘀、祛寒贯穿，乃是治疗成功的关键。治疗这种妇科病证，如果见血止血，而不详询经带胎产诸症，治疗是不能成功的。

三、巧克力囊肿从瘀治，绵久发力始收功

【医案 62】张某，女，33 岁。2019 年 9 月 18 日初诊。

主诉：痛经 1 年，加重 3 天。

现病史：1 年来，每次月经来前开始小腹痛，一般持续至经来第 3 天。每次都需服止痛药，也服用过中药调理不效。此次月经 9 月 16 日，疼痛较以往加重，经朋友介绍来诊。

症状：痛经，服止痛药无效。月经推迟 9 天，经量较多，经色暗红有块。彩超示：右附件区可见一约 4.3cm×3.1cm 非纯暗区，子宫后方可见最宽约 2.2cm 游离液暗区，内膜厚 0.8cm，诊断：盆腔积液，卵巢子宫内膜异位囊肿。左少腹按压痛，舌胖大有齿痕，舌下静脉青紫，苔白水滑，脉弦滑。

辨证：血水互瘀胞宫。

处方：当归芍药散合桂枝茯苓丸。当归 1 包，赤芍 1 包，茯苓 2 包，泽泻 2 包，川芎 2 包，白术 1 包，桂枝 2 包，牡丹皮 1 包，桃仁 1 包，泽兰 2 包，香附 1 包，炙甘草 2 包。20 剂，开水冲泡，每日 1 剂分 2 次服。

二诊：2019 年 10 月 9 日，药服 1 剂腹痛即有缓解，服至第 5 剂月经干净。现无任何不适，舌胖大有齿痕，舌下静脉青紫苔白水滑，脉弦滑。继续原方 20 剂。

三诊：2019 年 10 月 29 日，诉服药至 10 月 15 日月经即来，来前少腹痛能忍耐，至月经第 2 天疼痛消失，量多色暗无块，行经仅 5 天干净，10 月 28 日去医院行彩超显示：右附件区可见一约

3.3cm×2.1cm 非纯暗区，子宫后方可见最宽约 1.2cm 游离液暗区，内膜厚 0.7cm。患者很高兴，要求继续调治。仍予原方为主加三棱、莪术各 1 包，守服 60 剂，每月月经周期正常，未再出现腹痛。2020 年 1 月 28 日彩超示：右附件区可见一约 0.4cm×0.2cm 非纯暗区，余（－）。遂停药观察。至 2020 年 3 月 8 日再次彩超示右附件非纯暗区消失。

处方：四逆散合种子汤 10 剂备孕。柴胡 2 包，枳壳 1 包，白芍 1 包，炙甘草 2 包，巴戟天 1 包，白术 1 包，茯苓 1 包，党参 2 包，菟丝子 2 包，芡实 1 包，车前子 1 包，肉桂 1 包。2020 年 5 月 18 日电话告知已怀孕。

按：卵巢子宫内膜异位囊肿是妇科常见的良性肿瘤之一。从症状上看属中医的"癥瘕"范畴。《三因极一病证方论》："多因经脉失于将理，产褥不善调护，内伤七情，外感六淫，阴阳劳逸，饮食生冷，遂致营卫不输，新陈不忏，随经败浊，淋露凝滞，为癥为瘕。"其形成主要是五脏功能失调所致，而情绪激动、易怒、易忧虑、过劳、人流术等构成卵巢囊肿形成的诱因。其临床表现各有特点：肝病则气滞血瘀，留滞日久，渐以成聚；脾病则湿盛，积聚为痰，痰瘀交阻，而成囊肿。其形成在气血失调的基础上，脾肾不足是病变之本，肝郁瘀阻是病变之标，彼此互为影响，层层相应，凝聚为块，痰瘀互结。从本案症状来看，显属血、水、瘀互结，故以当归芍药散合桂枝茯苓丸血水同调，使血得化，水得利，共服药5个月 100 余剂而成功受孕。

四、产后郁冒症状多，疏解枢机总相宜

【医案 63】阳某，女，23 岁。2021 年 8 月 30 日初诊。

主诉：产后头痛失眠 1 个月。

症状：于 1 个月前例行妇检时发现胎儿停止发育而引产。产后左侧头痛，失眠，每晚只能睡 3 小时左右，心烦，不思饮食，胸胁胀闷不舒，动则汗出，起坐头晕，舌暗红有瘀点苔薄黄，舌下静脉青紫，脉沉细弦。

六经辨证：少阳兼血虚血瘀。

处方：小柴胡合桂枝茯苓丸。柴胡 2 包，黄芩 1 包，半夏 1 包，桂枝 2 包，茯苓 1 包，赤芍 1 包，桃仁 1 包，牡丹皮 1 包，川芎 2 包，益母草 2 包，栀子 1 包。10 剂，开水冲泡，每日 1 剂分 2 次服。

二诊：2021 年 9 月 9 日。服药后症状好转，头已不痛，夜寐 5～6 小时，心烦消失，纳食增多。素有痛经史。舌淡红苔薄白，舌下静脉青紫，脉沉细。辨证为血虚血瘀血寒。

处方：温经汤。吴茱萸 2 包，当归 1 包，赤芍 1 包，川芎 2 包，党参 2 包，桂枝 2 包，阿胶 2 包，牡丹皮 1 包，麦冬 1 包，半夏 1 包，炙甘草 2 包，生姜 2 包。嘱每月服 20 剂，连服 3 个月。

【医案 64】朱某，女，32 岁。2019 年 10 月 10 日初诊。

主诉：产后抑郁 6 个月，加重 10 天。

症状：患者自 4 月份产下二胎后一直少言懒语，夜不成寐，最近 10 天加重。现症见郁郁寡欢，少气懒言，言多欲哭，入睡困难，感觉似睡非睡。巅顶痛，呕吐痰涎，口苦口干，动则汗出。月经推后，经量极少，2 天干净，色黑有块。大便稀溏日 3 次左右，小便可。舌暗红苔白有齿痕，脉弦滑。

六经辨证：少阳太阴兼血瘀。

处方：柴胡桂枝干姜汤合吴茱萸汤、桂枝茯苓丸。柴胡 3 包，桂枝 2 包，干姜 2 包，天花粉 2 包，黄芩 1 包，牡蛎 1 包，吴茱萸 2 包，党参 2 包，茯神 2 包，牡丹皮 1 包，赤芍 1 包，桃仁 1 包，炙甘草 2 包，大枣 1 包，生姜 3 包。10 剂，开水冲泡，每日 1 剂分 2 次服。

二诊：2019 年 10 月 20 日，诉巅顶痛，呕吐痰涎消失，口苦口干，动则汗出，大便溏均有好转。每晚能睡 2 小时左右，仍少气懒言，悲伤欲哭。舌淡红苔白有齿痕，脉弦滑。

六经辨证：少阳太阴。

处方：柴桂姜汤合甘麦大枣汤方。柴胡 3 包，桂枝 2 包，干姜 2 包，天花粉 2 包，黄芩 1 包，牡蛎 1 包，浮小麦 4 包，炙甘草 2 包，大枣 2 包。15 剂后症状好转。之后又连续服药 30 剂，诸症消失。

按：《金匮要略·妇人产后病脉证并治》：产妇郁冒，其脉微弱，不能食，大便反坚，但头汗出。所以然者，血虚而厥，厥而必冒。冒家欲解，必大汗出，以血虚下厥，孤阳上出，故头汗出。所以产妇喜汗出者，亡阴血虚，阳气独盛，故当汗出，阴阳乃复。大便坚，呕不能食，小柴胡汤主之。

产妇郁冒，是因产后失血及汗出较多，致津血亏损，阳气亢逆，又复感寒邪。产妇多汗出者，是亡阴血虚，阳气独盛而汗出，汗出阳热之气消减，机体阴阳可趋于平衡。产后体表感受寒邪，腠理闭塞，汗不得出，体内阳热之气郁遏不得外散，势必逆而上冲，故见心胸郁闷，头眩昏冒，即所谓"血虚而厥，厥而必冒"。体内阳热夹阴液上越外泄，故但头汗出，而躯干四肢无汗；阴虚阳热之气亢逆上行，亦致胃气上逆而失其和降，故呕不能食；津血亏损，肠道失润，故大便坚硬。本证虽有阳气亢逆，寒邪束表，但其本为产后气血虚损，故其脉微弱无力。治用小柴胡汤扶正达邪、和利枢机，使邪热得微汗而解。值得注意的是，产后郁冒一证，因产妇体质的差异，所兼夹的症状也是千差万别，最主要的有失眠、懒言、悲伤欲哭等产后抑郁症状，也有血虚血瘀水饮等，临证除悉心辨治外，也要注意心理上的疏导，有利于疾病的康复。

五、痛经原因多，辨证当详察

痛经是在月经期前后或行经期间发生的以少腹疼痛为主的疾病。可伴有腰痛、恶心、呕吐、尿频、便秘或泄泻等症状。是女性常见病之一，未婚女性的痛经以原发性为主，已婚女性以继发性居多。

痛经的辨证一般以经前痛为实，经后痛为虚；腹痛拒按为实，喜按为虚；喜暖属寒，恶热为热；绞痛、冷痛为寒，刺痛属瘀；胀甚于痛属气滞，痛甚于胀属血瘀；绕脐疼痛多属寒，痛引两胁者多兼肝气郁滞，病及脘腹者多兼胃气不健。少腹两侧痛及下腹掣痛或坠胀隐痛多见于盆腔炎患者；痛而子宫内膜成块脱落为膜样痛经。腹痛呈渐进性，从经前数天发生小腹疼痛，逐渐加重，尤其月经第 1 天疼痛难忍，需注意子宫内膜异位症。

引发痛经的原因，大都与情志抑郁、精神高度紧张、恐惧，或过食生冷酸涩食物，或素体虚弱、气血两亏，或子宫发育不良、临经性交等。总得认为，痛经不外虚实两类，且以实多虚少。

本病临床常见证型：气滞血瘀、寒湿凝滞、气血两亏、湿热蕴结。膜样痛经、子宫内膜异位症、慢性盆腔炎基本包含在上述证型内。

气滞血瘀证：经前或经行时小腹疼痛，经血量少不畅，色紫暗有瘀块，血块排出则痛减。可见乳房胀痛或小腹坠胀不适，彩超可见子宫过度后倾、宫颈狭小，亦有子宫内膜异位。舌质正常或紫暗，脉沉细或沉涩。常用方剂：佛手散合失笑散、四逆散，桂枝茯苓丸合当归芍药散，血府逐瘀汤等。子宫后倾加艾叶，子宫狭小加柞木枝，子宫内膜异位症加血竭、三七，膜样痛经加丹参。

寒湿凝滞证：经前或经行时小腹冷痛或绞痛，喜按喜暖，畏寒肢冷，经量少而不畅，颜色不鲜多血渣或夹血块，便溏等，舌淡苔白或白腻，脉沉细或沉迟。常用方剂：温经汤、当归生姜羊肉汤、当归四逆汤、肾着汤等。

气血两亏证：经行或经后小腹绵绵作痛，有下坠感，喜温喜按，经量少而色淡，面色苍白或萎黄，腰酸腿软或酸胀不适，舌淡苔白，脉细弱，彩超可见子宫发育欠佳者。常用方剂：八珍汤、十全大补汤、举元煎等。

湿热蕴结证：平时小腹疼痛与腰骶部酸痛，白带多，月经前后加剧，月经量增多或经期延长，色紫有块，或有低热，口苦，大便秘结或稀溏，小便黄或灼热，舌红苔薄黄，脉细滑或弦滑。常用方剂：龙胆泻肝汤、四妙散、四逆散等。

治疗痛经药物一般在经前 1 周左右开始服用直至行经结束，连续服用 3 个行经周期。

【医案 65】何某，女，22 岁，未婚。2011 年 4 月 15 日初诊。

主诉：痛经反复发作 4 年，加重 1 天。

现病史：患者 14 岁月经初潮，18 岁开始每于经期或经行前 2 天少腹疼痛，初期疼痛可忍受，20 岁后疼痛逐渐加重，每月行经时必扎针灸或服止痛药才可忍受，曾多次服过中药（药物不详），效果不佳。昨晚开始少腹疼痛，煮红糖、鸡蛋、当归食用未效，其母又给针灸 1 次效果亦不明显，今晨月事已至，疼痛未缓解，经邻居介绍来诊。

症状：少腹疼痛，喜温喜按，少腹按压痛，腰痛，神疲，眼睑浮肿，面色白，平素月经量少，4天左右干净，颜色较暗有血块，手脚冷，着装暴露，大便稀溏日3次，舌淡苔白舌下静脉青紫，脉沉细迟。

辨证：寒凝胞宫，血虚血瘀。

处方：当归四逆汤合肾着汤。当归15g，桂枝10g，赤芍15g，细辛6g，通草5g，茯苓15g，炒白术15g，炮姜10g，炙甘草6g，生姜10g，大枣10g，延胡索10g。3剂。

二诊：2011年4月18日，服药1剂，下血块颇多，疼痛即减轻，今日经量较前次增多，舌脉同前。

处方：温经汤。吴茱萸10g，当归10g，赤芍10g，川芎10g，桂枝10g，阿胶10g，牡丹皮10g，半夏10g，麦冬10g，炮姜10g，党参20g，炙甘草5g。10剂。

三诊：2011年5月17日，月经于昨晚已来，仅有绵绵腹痛。大便已成形，手脚仍觉冷，舌淡苔白舌下静脉青紫，脉沉细，较一诊好转。仍守二诊方10剂。连续守方服3个月经周期，痛经未再发作。

按：本案患者经痛达4年之久，期间也曾服过中药治疗未效，在复诊时其母告知，前医所开之药大多是止痛药，单是包煎的便有几味，有两味气味特别难闻。按理，该案并不复杂，前医之所以不效，是因为没有辨证，只是见痛止痛，纯粹现代医学思维。从症状分析，该案乃因患者平时不注意着装，只讲风度，不要温度，久而久之，导致寒凝胞宫，寒凝血瘀，故经行不畅而发痛经。二诊之所以没有守一诊方，乃是因月经接近尾声，疼痛也已减轻，当务之急当转为治血虚血寒之本，故处温经汤方。该方血虚、血寒、血瘀三者同调，在妇科应用颇广，在其他案例中再详谈。

【医案 66】江某，女，34 岁，已婚。2015 年 8 月 5 日初诊。

现病史：因经行腹痛，西医治疗无效来诊。患者既往月经规则，3～5/30 天，量中等颜色红，无明显痛经。近 2 年出现经行腹痛，大多发生在经行前，经来后疼痛减轻，经期拖尾，5～10 天始净，经色深红，夹血块。经彩超检查报告：子宫后倾，内膜18mm；盆腔积液，左输卵管囊肿。经西医静脉滴注治疗 2 天，并内服抗宫炎片、妇科千金胶囊等疼痛更甚而找中医治疗。现症见小腹疼痛，左侧压痛明显，无呕吐，较常人怕冷，便秘与稀溏便交替出现，便秘时 2～3 天 1 行，不硬，溏时每天 2～3 次，不成形，粘盆，面颊长斑，舌淡胖有齿痕，舌面瘀点舌苔白，脉弦滑。辨证为水湿停聚兼血瘀。

处方：桂枝茯苓丸合当归芍药散。桂枝 10g，赤芍 15g，桃仁10g，茯苓 15g，牡丹皮 10g，当归 10g，泽泻 15g，白术 15g，蒲黄 10g，五灵脂 10g，炙甘草 5g。5 剂。每日 1 剂分 2 次服。经来无须停药。

二诊：2015 年 8 月 11 日，服至 8 月 7 日经来，量多，2～3个小时更换一次卫生巾，今日量开始减少，有少许血渣，无腹痛，舌无变化脉滑。原方去蒲黄、五灵脂服 15 剂。停药 1 周再诊。

三诊：2015 年 9 月 5 日，因外出未及时赶回复诊，按以往周期，今日应该开始疼痛，现除稍有乳房胀外无任何不适。原方加香附 10g，7 剂。

四诊：2015 年 9 月 13 日，患者一进诊室就报告好消息说："张医师太神了，难怪只开 7 剂药，这次行经不仅不见腹痛，而且药停经净，经色红无血块。"感激之情溢于言表。舌体稍瘦舌边仍有齿痕舌淡苔薄白，脉沉。瘀血基本得清，重在补血健脾利水。转方：当归 15g，赤芍 10g，茯苓 15g，泽泻 30g，白术 15g，川芎

6g，泽兰叶 15g。15 剂，并嘱连服 2 个月经周期予以巩固。

按：桂枝茯苓丸与当归芍药散合方是妇科类疾病的一个经典组合。其基本病机为水湿停聚，瘀阻胞宫。对痛经、子宫内膜增厚、子宫肌瘤及卵巢囊肿等都有应用机会。应用该组合必须抓住三个字：水、湿和瘀。而温经汤侧重于寒（凝）（血）虚和（血）瘀。

六、月经不调原因多，审证求因当详察

月经不调是妇科临床十分常见的疾病，包含闭经、崩漏、月经先期、月经延期和经行前后诸证等疾病。而每个疾病又有多个证型，或实或虚，或热或寒，或虚实夹杂，或寒热错杂，不一而足。由于女性特殊的生理和心理，气郁和血瘀几乎在每个单独的疾病中都会存在，只是有轻重的区别。值得注意的是，月经延期不至只是相对正常月经周期稍有推迟，而闭经却是指 3 个月经周期以上经闭不来，这两者是有区别的。

【医案 67】杨某，女，27 岁。2014 年 12 月 6 日初诊。

主诉：闭经。

现病史：平素痛经，于 5 月去某医院检查，彩超示子宫内多发息肉，最大为 41mm×18mm，子宫内膜厚度为 16mm，平常月经周期尚可，经量偏少，一般 2～3 天干净。医师建议手术切除息肉并予冲宫，因尚未结婚拒绝手术。6 月份月经如期而至，痛经难忍，去医院治疗予手术切除息肉，未冲宫。此后月经一直未来，8 月份口服黄体酮，月经 2 天即干净，痛经仍有但较前减轻，9 月份人工周期亦未有效，后改服中药亦未效，月经一直未来，排除有孕。现闭经达 4 个多月，形体稍胖，自觉腰酸冷痛，大便时硬时

溏。舌胖大暗淡苔白有齿痕，舌下络脉青紫，脉沉细。

诊断：闭经（继发性）。

六经辨证：太阴兼血瘀。

处方：过期饮加菟丝子。当归 15g，川芎 10g，熟地黄 30g，赤芍 15g，肉桂 6g，木通 10g，桃仁 10g，红花 10g，莪术 10g，菟丝子 20g。5 剂。

二诊：2014 年 12 月 15 日，药服 1 剂半后月经至，当时患者电话咨询是否继续服药，回复无须停药。因此连续服完，诉前 3 天下血块颇多，以后经血暗红无块，至 12 月 13 日干净，经期共 7 天，无腹痛，现仍觉腰以下酸冷，舌仍胖大有齿痕，舌淡苔白，舌下络脉青紫较前大有好转，脉较前有力。

处方：肾着汤合桂枝茯苓丸。干姜 10g，白术 15g，茯苓 15g，桂枝 10g，牡丹皮 10g，桃仁 6g，赤芍 15g，炙甘草 5g。10 剂后停药静观。

三诊：2015 年 1 月 16 日，自诉 1 月 9 日月经至，14 日干净，经期 6 天，颜色红无块，无腹痛，舌胖淡有齿痕苔白，脉弦滑，惧再次停经要求继续服药治疗。患者体胖、水湿较盛。

处方：当归芍药散加味。当归 15g，赤芍 10g，茯苓 15g，白术 15g，苍术 15g，泽泻 15g，川芎 10g，炮姜 10g，菟丝子 20g，续断 15g，炙甘草 5g。20 剂。2015 年 3 月 5 日陪其母来诊告知已怀孕。

按：此案诊治并不复杂。前医在患者术后经闭用人工周期无效后，予桃红四物汤处治，诊其血瘀亦未不妥，却忽视了寒凝，故而无效。过期饮是桃红四物汤加莪术、肉桂、木通而成，增强了温通效果，故见效甚速。患者从一开始就表现出水湿寒凝、血瘀之证，为什么一开始不用肾着、桂苓和归芍散同治呢？这主要考虑如果药物太过庞杂，不利于闭经的速效，这类患者担心的是闭经，味猛、药专、见效快有利重振其信心，水湿之邪为阴邪难以速除，只能缓图。

【医案 68】胡某，女，38 岁。1998 年 3 月 20 日初诊。

主诉：月经不净 35 天。

现病史：患者本次月经 2 月 23 日，有时点滴而出，有时来势汹涌，量多如流，至今 35 天未净。曾请当地某"妇科名医"诊治，用尽各种中西止血药而血仍不止，最后束手无策放弃治疗。因患者丈夫的妹夫乃吾师父侄儿，经其介绍请我往诊。

症状：卧床不起，裹身而躺，面色㿠白，唇无红色，血下如涌，血色淡红，语声低微，四肢冰冷，气若悬丝。往诊时已有 5 天粒米未进，观所服中药大多为炭类及仙鹤草、白及类止血药。其舌红无苔，脉沉细弱。

诊断：崩漏（气阴两伤）。

治则：益气养阴，回阳固脱。

处方：针刺隐白穴，补法，留针 30 分钟。红参 50g，麦冬 15g，五味子 10g，阿胶珠 30g，附子 10g，炮姜 5g，炙甘草 10g。1 剂，嘱浓煎频服，观察 1 晚。

二诊：1998 年 3 月 21 日。仍平躺于床，诉出血量已减少，昨晚仅血涌 1 次，今早换草纸（当时农村尚无卫生巾）时仅见少许血迹，舌质淡红现薄白苔，脉仍沉细但较昨晚有力。仍继续针刺隐白穴。

处方：熟地黄 30g，川芎 6g，白芍 10g，当归 15g，黄芪 30g，阿胶珠 30g，艾叶炭 10g，炙甘草 5g。红参 50g、粳米 1 撮同煎。3 剂，每日 1 剂，水煎分 2 次取汁频服。

三诊：1998 年 3 月 24 日。已能躺坐，精神明显好转，自诉服药后 3 天已未再大出血，仅点滴而下，每餐能进食稀粥 1 小碗。舌脉均有改善，药已中病，仍以二诊方加红参 10g，5 剂，煎服同上。

四诊：1998 年 3 月 29 日，诉服至第 3 剂出血已止，已下床可坐，唇现血色，仍觉乏力，舌淡红苔薄白，脉沉细。予八珍汤加阿胶 10 剂。此方共服 40 余剂，期间 4 月 5 日月经再至，4 天即干净，颜色淡红少许血渣，量中等，一直服药至 4 月底恢复如常。

按：崩漏一病，乃妇科常见病，来势汹汹，危机四伏。当务之急，首为止血。所谓"保得一分血液即保得一分生命"。崩漏的形成一般有血热、脾气虚证、肾气虚证、肾阴虚证和血瘀证。本案从证候分析当属脾虚不能统血之证。此案的成功救治关键在于止血迅速，而之所以在短时间能获得疗效，其一是针刺隐白。隐白属于足太阴脾经，位于足大趾末节内侧，距趾甲角 0.1 寸，功能调脾统血，健脾回阳。其二是首诊大胆选用大剂生脉饮与四逆汤加阿胶珠合方，仅 1 剂已基本挽回危局。之所选用此二方，基于患者症状表现出气随血脱之危候，故大剂红参补气固脱，四逆汤回阳救逆，加阿胶珠以滋阴补血止血。至于二诊方实际就是胶艾汤合圣愈汤，因同时以红参粳米煮粥喝，故于方中去了人参，恐酒有行血之性，故亦去而不用。三诊过后症状大有改善，患者因失血过多明显表现为气血两虚证候，故予八珍汤善后。综观本案用方，看似平常，实则步步惊奇，假令先予八珍，于理亦不为过，然病重药轻，不足济事，势必延误时机，或致不治而亡。所以临证处方，既要谨小慎微，又要敢于大胆，该出手就出手，绝不能瞻前顾后，贻误战机。

七、慢性盆腔炎并非炎，瘀阻冲任是关键

盆腔炎是女性盆腔内生殖器官、盆腔周围结缔组织以及盆腔腹膜等炎症性疾病的总称。其临床表现主要有长期反复发作的下腹部或腰骶部疼痛，白带增多，月经失调，痛经，严重的可发展成子宫肌瘤、输卵管阻塞而致不孕，也可导致异位妊娠。临床这类患者很多，我的诊所不说天天有这类患者，但每周三五例是常事。

本病分急性和慢性两种，急性盆腔炎相对易治，现代医学抗感染和中医学的清热解毒、祛湿排毒都收效甚速，但易反复而转为慢性。疾病一旦转入慢性期就会因反复发作导致人体阳气不足，无力伐邪，如此一来，我们在临证时就不可一味地使用苦寒的药物去清热解毒。不要因为一个"炎"字而固化自己的思维，凡围绕"炎"字诊治的，均属基础不牢。

中医学认为，急性盆腔炎多是因经期、产后或盆腔手术后调摄不当，气血失调，不慎感染湿热邪毒，热入血室，瘀阻冲任所引起。急性期多为冲任瘀热，治以清热解毒利湿，理气活血通络为主。而慢性盆腔炎多为治疗不及时或不彻底或手术病菌上行感染所致，以腹部疼痛为主要临床表现。从生理结构分析，女性胞宫胞脉等位于人体下焦，冲、任、督、带通过经脉与五脏六腑相连，以获取营养精微，借此完成孕育功能活动。从病理分析，当病邪经阴门侵袭并壅遏于胞宫、胞脉时，势必造成胞脉气血运行受阻，进而瘀滞不通，如此便产生瘀血，不通则痛。此时瘀血既是病理产物，也是导致慢性盆腔炎的发病因子。

【医案 69】邓某，女，27 岁，已婚。2014 年 1 月 18 日初诊。

现病史：患者 22 岁结婚，23 岁育有一女。24 岁人工流产后

开始出现小腹部疼痛，经医院妇检：右侧附件增厚，压痛明显，诊断为盆腔炎。经替硝唑、林可霉素静脉滴注，中成药妇科千金胶囊、白带丸等治疗，症状常可缓解。但劳累或性交过频容易复发，想生二胎而不得，想通过中医调治后备孕二胎。

症状：小腹疼痛，右少腹压痛，腰骶痛，稍劳加剧，带下量多色黄，月经周期正常，颜色偏暗有血块，尿黄次多，大便正常，1 月 17 日医院检查白细胞升高，彩超示：盆腔炎、右附件增厚。舌质暗红苔薄黄，脉沉细弦。

辨证：冲任瘀血阻络。

治则：温经散结，活血化瘀，佐以清热利湿。

处方：桂枝茯苓丸加味。桂枝 10g，茯苓 15g，赤芍 15g，桃仁 10g，牡丹皮 10g，山药 30g，芡实 30g，黄柏 15g，车前子 15g，白果 10g，蒲公英 30g。10 剂。每日 1 剂，水煎分 2 次服。

二诊：2014 年 1 月 29 日，服前药后带下明显减少，腹痛减轻，小便清亮，余症依然，原方加菟丝子 20g，服 10 剂。

三诊：2014 年 2 月 25 日，二诊药物因春节自行停服，2 月 20 日月经来临，无血块，量可，今日干净，无不适感，舌淡苔白脉缓。原方去蒲公英加菟丝子 30g、续断 15g，服 20 剂。3 月经血未至，4 月 1 日医院检查已孕 3 周。

按：本案患者由于人工流产损伤冲任，气血瘀阻而出现盆腔炎症状，又因冲任瘀阻，两精难于相会而不孕。通过益黄汤与桂枝茯苓丸活血化瘀、健脾利湿，更有蒲公英的清热解毒，极大地改善了胞宫冲任的内环境，辨证准确，组方得当，药后顺利受孕。对于时间较久的患者，临证时可用多种方法同时施治。如取穴气海、关元、子宫和阿是穴艾灸。下腹部中药敷贴与灌肠，一般用煎液过滤灌肠，药渣小腹热敷。我常用灌肠方：三棱、莪术、皂角刺、赤芍、蒲公英、鱼腥草、泽兰、细辛、水蛭、甘草等。通过内外综合调治，一般 1～3 个疗程就会收到较好疗效。

八、肌瘤不可一切了之，辨证也可瘤消血止

子宫肌瘤是最常见的女性生殖器官良性肿瘤，也是人体常见的肿瘤之一。子宫肌瘤是因子宫平滑肌细胞增生而形成，其中有少量的结缔组织。形成的原因主要是孕激素和雌激素的影响，其次是遗传因素，临床资料证明子宫肌瘤的发病有一定的遗传特性。食用含雌激素食物也是导致肌瘤生长的原因之一。比较细小的肌瘤一般是无须治疗的，绝经后，随着雌激素水平下降，肌瘤可能缩小或消失。只有在肌瘤较大或合并其他症状如出血、溃烂、变性时才需治疗，但切不可一切了之，毕竟手术无论对子宫局部还是全身都会带来很大影响。临床上我常通过辨证予以治疗，取得了不错的疗效。

【医案 70】王某，女，47 岁，已婚。2000 年 5 月 27 日初诊。

主诉：下腹部疼痛 2 天。25 日晚突然下腹部疼痛而急诊入院，经彩超检查发现宫内肌瘤约 20cm×15cm 大小、盆腔炎。拒绝手术治疗，对症静脉滴注治疗后疼痛缓解。27 日来诊所咨询就诊。既往月经规律，近 2 个月来经期延长，10 余天始净，量多有血块，偶有经行腹痛能忍受，此次腹痛发生于经后第 12 天。

症状：下腹部压痛明显，左下肢腓肠肌处有一 1cm×2cm 硬结，周围色红且硬，疼痛不痒，大便 2～3 天 1 行，舌红苔薄黄，脉弦数。

诊断：臁疮；癥瘕；盆腔炎。

辨证：热毒壅滞，血瘀痰结。

治则：清热解毒，消肿散结，活血止痛。

处方：仙方活命饮加减。金银花15g，白芷10g，浙贝母10g，防风10g，赤芍15g，当归10g，皂角刺10g，穿山甲（代）6g，天花粉10g，乳香10g，没药10g，陈皮10g，连翘15g，甘草5g。5剂，每日1剂，水酒各半共煎后分2次服，药渣敷患处。

二诊：2000年6月1日，服药后，患处基底颜色变淡、变软，红肿硬结缩小一半，疼痛及灼热减轻。并告知自服药以来腹痛消失，大便正常。仍予原方7剂，煎服同前。

三诊：2000年6月25日，疮肿已消失，局部肤色正常。诉药后第2天月经即来，量甚多，夹较多血块3天，第4天量减色较暗，7天干净，无腹痛，喜欢出汗。因陪其妹妹在医院生产，自己顺便做了彩超，提示子宫肌瘤缩小至12cm×10cm，彩超医师是患者亲戚，忙调出5月25日彩超对比，确认无误，甚是讶然。今日来诊，兴奋之情溢于言表。舌淡苔白，脉细弦。思索良久，决定仍予原方加减：金银花15g，白芷10g，浙贝母10g，防风10g，赤芍15g，当归10g，皂角刺10g，穿山甲（代）6g，天花粉10g，三棱10g，莪术10g，牡蛎30g，陈皮10g，连翘15g，甘草5g。20剂，水酒共煎分2次服，药渣敷下腹部。连用3个月，月经期停用。10月2日告知，在医院彩超检查已无子宫肌瘤。

按： 此案患者的消瘤成功，实在是意外之喜。患者初诊时腹痛症状已不明显，自己也仅仅是为咨询而来，只是在交谈过程中得知患者患臁疮已有数日之久，但舍不得花钱。大多数皮肤疾病不到万不得已是不会找医师的。在我交代了这种外科疾病的严重后果后勉强答应拿5剂药试试，没想到这一试不仅治好了臁疮，还意外地将子宫肌瘤缩小了一半。真可谓"无心插柳柳成荫"。在三诊时得知肌瘤缩小前，我本打算处方桂枝茯苓丸，思索良久后才继续原方守服，就是想验证"仙方活命饮"是否真有治子宫肌瘤的作用。此后我翻阅了大量典籍和文献未见有其报道。冥思苦想之余得出一个结论，那就是"仙方活命饮"作为外科治疗阳性疮疡名方，之所以能治子宫肌瘤，是因为两者之间存在共同的病机。所以在之后子宫肌瘤的治疗中，只要患者无阴性体征，我便均以该方单用或合并桂枝茯苓丸使用，均取得了不错的疗效。值得一提的是，方中我加入了"牡蛎"一味，其理论依据是《黄帝内经》"阳化气，阴成形"。子宫肌瘤的形成说到底是体内水湿、痰湿、气血等的凝滞结聚而成，牡蛎具有较强的软坚散结作用，常根据肌瘤大小确定用药量，一般为 30～120g。

九、经期头痛证型多，辨证施治不可废

经期头痛属于内伤性头痛范畴，其发作与月经密切相关。头为诸阳之会，五脏六腑之气皆上荣于头，足厥阴肝经会于颠，肝为藏血之脏，经行时气血下注冲任而为月经，阴血相对不足，故凡外感、内伤均可在此时引起脏腑气血失调而为患。常见的病因有情志内伤，肝郁化火，上扰清窍；或瘀血内阻，络脉不通；或素体血虚，经行时阴血亦感不足，脑失所养，均可在经行前后引起头痛。有些中年女性，在月经前或月经期间常出现头痛，其疼痛程度时轻时重，月经干净后，头痛亦随之消失。这种与月经有关的头痛，中医学认为是由血瘀、肝气郁滞、气血亏虚等因素引起。

【医案 71】胡某，女，42 岁。2001 年 5 月 10 日初诊。

主诉：经行头痛近 18 年，加重 3 天。

现病史：患者 20 岁结婚，育有两子，24 岁行结扎手术后每于

月经前及行经期头痛，前几年尚可忍受，30 岁后需口服镇痛片 2 粒以上才能缓解，近年来改服布洛芬每天 2 次，每次 1 粒。此次月经前开始头痛，服布洛芬加倍仍无效。

症状：经期头痛剧烈，痛如锥刺；经色紫暗有块，小腹疼痛拒按，胸闷不舒；舌紫暗，边尖有瘀点，舌下静脉青紫，脉细弦涩。

辨证分析：经行以气血通畅为顺，气顺血和，自无疼痛之疾。头为诸阳之会，因瘀血内停，络脉不通，阻塞清窍，则每逢经行瘀随血动，欲行不得，头痛剧烈，痛有定处。血行不畅，瘀阻于胞宫，则经色紫暗有块，小腹疼痛拒按；瘀血阻滞，气机不利，故胸闷不舒。舌暗边尖有瘀点，脉细弦涩，均为气血运行不畅之象。治宜活血化瘀、通窍止痛。

处方：通窍活血汤加减。桃仁 10g，红花 10g，川芎 10g，赤芍 15g，白芷 60g，生姜 10g，连根老葱 3 根，五灵脂 10g，蒲黄 10g，3 剂。用黄酒 250g 和水适量煎煮，临睡前顿服。

二诊：2001 年 5 月 13 日，诉服完第 1 剂后觉头晕晕乎乎，不久即入睡，第 2 天起床觉头痛减轻，月经较前增多，色黑有块，3 剂服完，头已不觉痛，现月事已净，担心是否如前一样随经净头痛自止，下次又痛？测其脉细沉，观其舌淡苔白舌下静脉仍色紫，此为经后胞宫空虚，寒凝血瘀仍未尽祛，予温经汤温经散寒，养血祛瘀。药物为吴茱萸 10g，当归 10g，赤芍 10g，川芎 6g，党参 20g，桂枝 10g，阿胶 10g，牡丹皮 10g，半夏 10g，麦冬 10g，炙甘草 5g，生姜 10g。水煎，每日 1 剂，分 2 次服。10 剂。

三诊：2001 年 6 月 8 日，月经将至，除乳房稍有胀痛外，头痛未如期而至，甚是高兴，请再处方巩固。舌淡苔白脉沉细弦，舌下静脉稍有青紫。仍予 5 月 13 日方 10 剂。

【医案 72】凌某，女，43 岁。2012 年 10 月 3 日初诊。

主诉：经行头痛反复发作 5 年。

现病史：近 5 年来，每于经期头痛，常以前额、两侧痛著，偶尔头顶掣痛，有时呕吐痰涎后头痛立减。曾多次服中药治疗，时效时不效，几乎对中药失去信心了，每次头痛时服布洛芬缓解，经朋友介绍来诊。

症状：经行头痛，以两侧为多，甚或巅顶掣痛，呕吐痰涎，头晕目眩，乳房胀痛，月经量稍多，色鲜红；手足心热，烦躁易怒，口苦咽干；舌质红苔薄黄，脉弦细数。

辨证分析：素体肝郁气滞，阴血亏虚，经行时精血下注冲任，血不上荣于脑，脑失所养，遂致头痛，肝郁化热，扰动心神，故烦躁易怒。

治则：疏肝解郁，清热和营。

处方：柴胡四逆散合两地汤加减。生地黄 30g，玄参 30g，白芍 15g，麦冬 20g，阿胶 10g，地骨皮 30g，柴胡 10g，黄芩 10g，半夏 10g，枳壳 10g，炙甘草 5g，党参 20g，川芎 10g，栀子 10g。5 剂，水煎，每日 1 剂分 2 次服。嘱下个月经周期前再诊。

二诊：2012 年 11 月 1 日，服上月处方 5 剂后，恰逢经净，头已不痛。今起自觉乳房胁肋不舒，四肢冷，无其他不适。舌淡红苔白脉细弦。

处方：柴胡四逆散加味。柴胡 15g，黄芩 10g，半夏 15g，枳实 10g，白芍 10g，党参 20g，川芎 10g，香附 10g，炙甘草 5g，生姜 10g，大枣 10g。10 剂，水煎，每天 1 剂分 2 次服，行经期不必停药。

三诊：2012 年 12 月 1 日，11 月 4 日月经来潮，色正量可，5 天干净，头痛未再出现，经前乳胀及肢冷亦有好转，脉舌同前，予原方去香附加二仙汤巩固，处方如下。

处方：柴胡 15g，黄芩 10g，半夏 15g，枳实 10g，白芍 10g，党参 20g，川芎 10g，炙甘草 5g，生姜 10g，大枣 10g，知母 10g，淫羊藿 10g，仙茅 10g，茯苓 15g。10 剂，水煎，每天 1 剂分 2 次服，行经期不必停药。

按：通过以上两个案例的治疗给我的体会主要有两点。首先，经行头痛的治疗并不是很复杂，但这个病因随月经的来去而发，大多数女性选择忍几天或吃几片止痛药而延误治疗，反而把病情变得复杂起来。这个复杂主要表现在两个方面，一是因为治疗不及时，疾病由轻变重；二是兼证增多，证型由简单变得复杂，给治疗增加了难度。但作为临床医生，面对一堆症状，我们仍然得从整体出发，坚持辨证论治这一基本原则，抽丝剥茧，不唯头痛是论而头痛医头，就如案例 72 患者，前后三诊，始终围绕病机论治，未用一味止头痛的药物而痛自止。在辨证论治方法的选择上，不能一概而论地选用何法，而要根据疾病需要，选择最合适的辨证方法。我们知道，中医学辨证方法有脏腑辨证、经络辨证、六经八纲辨证和三焦辨证等，一般认为妇科的辨证是脏腑辨证居多，因脏腑辨证具有更直观的特点，更受医者欢迎。但我们不能以自己的喜好去选择辨证方法，而是要从实际需要出发选择合适的方法。如案例 71 就是以脏腑与六经相结合辨证的，而案例 72 其证主要在半表半里间，故选择以六经辨证为主。只有这样，临证时才不会一叶障目，贻误战机。当然，经行头痛并非只有这两个证型，气血亏虚型的临床并不少见，但相对好辨好治，故在此部分中未予录入。

十、围绝经期症状多，心脾肝肾多脏调

围绝经期综合征是由于雌激素水平降低而引起的一系列症状。一般更年期女性，因为卵巢功能减退，垂体功能出现问题，从而分泌很多的腺激素，导致神经功能出现错乱，从而引起身体出现一系列不同的症状。围绝经期综合征在中医学称为绝经前后诸证，认为这个疾病主要是由于女性到了七七之年，肾气虚，天癸衰竭，继而出现水火失济，阴阳失调，气血不和等一系列的病理变化。中医学认为病变主要在肾，由于肾虚，可以是肾阴虚、肾阳虚，或者阴阳俱虚，同时伴有肝气瘀滞、脾虚情况。所以表现往往会出现烘热汗出、失眠多梦、烦躁易怒，或者是心悸、月经紊乱情况。

中医学发挥整体功能、辨证施治的优势，取得了可喜的进展。从目前中医治疗更年期综合征的研究资料来看，中医治疗不仅在疗效上能与雌激素媲美，而且在安全性上有过之而无不及。更重要的是中药对更年期综合征的性腺轴有调节作用，尤其通过卵巢内调节使"垂死"的卵泡复苏，延缓卵巢老化，这也是单纯替代疗法的雌激素作用不能比拟的。中药能提高更年期综合征的免疫功能，并能防治骨质疏松。中医学认为更年期综合征的发生，以肾精亏虚，天癸衰竭，精血不足，冲任不通为根本原因；以水不涵木（即肝肾不足），肝郁火旺为常见诱因。痰湿或瘀血阻滞常使病情加重或发展。故本病之本虽在肾，而其标在心、在肝、在脾，尤以心肝更为突出。

以肾精亏损为本，以心肝火旺为标，痰瘀内生为标。治疗可从肾论治，或从肝脾肾论治，或从心肝肾论治，或从痰瘀论治。临床根据不同证型，辨证论治，中医药治疗可发挥多环节、多层

次、多角度、多靶点作用的特点。滋阴补肾、壮骨填髓是治本之法，疏肝解郁、健脾和胃为对症之策，益气化痰、活血化瘀则是防止病情进一步发展的必要措施。通过治疗，减轻症状，缩短病程，调整患者激素 – 内分泌系统功能，改善机体内外环境，从而缓解或减轻更年期综合征的各种症状，使其达到新的动态平衡。

【医案 73】胡某，女，55 岁。2010 年 3 月 15 日初诊。

自诉：于 3 年前自觉午后（即下午 1—2 时）面部发热，之后发热又增潮红，约半月余，面潮红时更见汗出且量多，继则头晕目眩，全身无力，持续到下午 6 时左右，体力则恢复正常。3 年来断断续续服药，可病证没有得到有效控制。

症状：口干且不欲多饮，舌淡苔薄，脉浮而无力。

诊断：围绝经期综合征，营卫不和证。

处方：桂枝汤加味。桂枝 10g，白芍 10g，生姜 10g，大枣 12 枚，炙甘草 6g，生地黄 15g，牡丹皮 12g。5 剂，每日 1 剂，水煎服，嘱其在病证未发半小时之前服药。

二诊：病证明显好转，又以前方续服 20 余剂，病证痊愈。

按：审面部发热与汗出之间的关系，再辨病证发作为太阳所主之时，并参合张仲景所论：患者脏无他病，时发热，自汗出而不愈者，此卫气不和也，先其时发汗则愈，宜桂枝汤。方以桂枝汤调和营卫，散邪于外，更加生地黄、牡丹皮兼清虚火。对此治疗除了要辨证准确外，还要重视服药时间，服药时间能否恰到好处，也直接关系到治疗效果。

【医案 74】王某，女，56 岁。2011 年 5 月 5 日初诊。

自诉：围绝经期（更年期）综合征已有 5 年，曾几次住院治疗，可病证表现总是反反复复，也多次检查，均未发现明显异常，近半年来复因琐碎杂事而烦恼，病症渐渐加重。

刻诊：心烦急躁，失眠多梦，情绪低落，思虑不定，口苦口干，口舌生疮溃烂，小便色黄，舌质红苔薄黄，脉沉细。

辨证：心胆内热，情绪抑郁证。

治则：清心胆，调气机。

处方：柴胡加龙骨牡蛎汤加味。柴胡 15g，龙骨 10g，黄芩 6g，生姜 6g，磁石 30g，红参 10g，桂枝 10g，茯苓 10g，清半夏 10g，大黄 5g，牡蛎 30g，大枣 10g，香附 10g，远志 10g，栀子 10g。10 剂，每日 1 剂，水煎 2 次分 2 次服。

二诊：心情明显好转，又以前方 10 剂。之后，服用前方 80 余剂，一切恢复正常。

按：围绝经期（更年期）综合征是妇科常见病证之一，也是比较难治病证之一。根据病症表现既有心热如心烦，口舌生疮溃烂，又有胆热口苦，更有心情不畅，以此而诊为心胆内热，情绪抑郁证，以柴胡加龙骨牡蛎汤清心胆、调理气机，加香附以行气宽胸，调理气机，远志以开窍安神，栀子以清热除烦。方药相互为用，以建其功。

【医案 75】朱某，女，51 岁。2015 年 10 月 20 日初诊。

自诉：1 年多来精神抑郁，心情不舒，无论遇到什么事情总是忧愁不解，经多方检查，诊断为围绝经期（更年期）综合征。

症状：精神抑郁，不欲多言，时有心烦，饮食不佳，全身肌肉困重，咽中憋气不畅，深深叹息则胸咽憋气稍有缓解，舌质淡苔白腻，脉沉弦。

辨证：痰气阻结。

治则：下气化痰。

处方：半夏厚朴汤加味。清半夏24g，厚朴10g，茯苓15g，生姜15g，紫苏叶10g，柴胡15g，枳实10g，木香6g，砂仁10g。7剂，每日1剂，水煎2次分2服，并嘱其在煎药时加10～15ml醋。

二诊：心情有好转，咽中舒服，又以前方7剂。之后，服用前方累计50余剂，病症悉除。

按：围绝经期（更年期）综合征是内分泌失调病证之一，现代医学大多采取调节内分泌或营养神经的治疗方法，但治疗效果不一定都有效。若从中医学角度诊治，必须辨清病变证机，依法采取合理治疗措施。审证既有气郁如心情不畅，又有痰阻即舌苔白腻，以此用半夏厚朴汤下气行气、燥湿化痰，加柴胡以疏肝理气，枳实以降气行气，木香以行气导滞，砂仁以化湿理气醒脾。方中相互为用，以奏其功。

【医案76】谢某，女，49岁，服务员。2013年11月19日初诊。

自诉：患病已有2年，屡经中西药治疗，但疗效不佳，有时反而加重，近日病证表现加重前来诊治。

症状：心烦，手足心发热，不欲饮食，精神恍惚，但不欲卧，头痛，失眠，多梦，咳嗽，痰少，舌略红苔薄略黄，脉细。

辨证：邪热扰心，肺阴不足。

治则：清心润肺，除烦润燥。

处方：百合知母汤加味。百合30g，知母18g，生地黄15g，牡丹皮12g，麦冬12g，桂枝3g，酸枣仁15g。5剂，每日1剂，水煎2次分3服。

二诊：病情有所好转，又以前方加人参6g、白术10g、石斛15g。累计服药有40余剂，诸症悉罢。

按：经西医诊断为围绝经期（更年期）综合征，多从调节神经及内分泌等方面治疗，服用抑制神经类药物虽有好转，但不能解除。此根据病症表现而辨为心肺阴虚证，用百合知母汤清心润肺，加生地黄、牡丹皮凉血清热，滋养心肺；麦冬养肺阴，清心热，酸枣仁补心血，安心神；桂枝辛温，使滋补之品补而不壅滞气机，更能助阳气气化阴津。方中诸药相伍，以达愈疾之目的。

【医案 77】尚某，女，49 岁。2019 年 11 月 13 日初诊。

自诉：在 2 年前，突然感到脐下肌肉跳动，当时没有注意，约过半年，脐下悸动，有气上冲于心胸，心胸憋闷不舒，经西医诊断为围绝经期（更年期）综合征，口服药物疗效不佳；又经中医诊治，也因疗效不佳而数次更医。

症状：脐下悸动，气上冲心胸，心胸憋闷，气短乏力，舌质淡苔薄白，脉沉弱。

辨证：肾寒气逆证。

治则：温肾降逆。

处方：桂枝加桂汤加味。桂枝 15g，白芍 10g，炙甘草 6g，生姜 10g，大枣 12 枚，蛤蚧 1 对，沉香 5g。5 剂，每日 1 剂，水煎 2 次分服。

二诊，用药后脐下悸动未再上冲于心胸，又以前方 7 剂。之后，累计服药 30 余剂，病症悉除。

按：辨脐下悸动上冲心胸，其病症表现与张仲景论"必发奔豚，气从少腹上冲心者"极似，以此用桂枝加桂汤温肾降逆，下气平冲，加蛤蚧以益气纳气，加沉香以降气下气，诸药相互为用，以奏其效。

五官科验案

《灵枢·五阅五使》："鼻者，肺之官也；目者，肝之官也；口唇者，脾之官也；舌者，心之官也；耳者，肾之官也。""五官者，五脏之阅也。"五官分属于五脏，为五脏之外候，在生理上两者有密切的关系，因此五脏的内在变化可以通过外在五官气色的变化而测知。因此患病后，从五官的外部表象的变化可测知内脏的情况，五官色诊为中医望诊的重要组成部分。

人是一个有机整体。"有诸内必形诸外，有诸外必根诸内"的内外统一理论是中医学对疾病治疗做出的一大贡献。五官疾病的出现，并不一定全是五官本身的病变，大多是它所代表的脏腑出现了问题。所以在辨治五官疾病时，同样可以应用脏腑辨证和六经辨证的理论去指导临证处方。

一、慢性结膜炎久治不愈，中医辨证施治意外收功

【医案 78】胡某，女，53 岁。2017 年 12 月 6 日初诊。

主诉：双眼流泪、眼屎 6 个月。

现病史：6 个月前因昼夜打牌，自觉视物模糊，眼痒不适，经休息未能缓解，更见羞明流泪、结膜充血、眼屎等。在当地诊所静脉滴注治疗 1 周，效果不明显，又自购四味珍层冰硼滴眼液（"珍视明"眼药水）滴眼，仅缓解一时，结膜充血更明显，遂赴省医院找眼科专家诊治。每月复诊 1 次，每次均处方滴眼液和口服药物（不详），花费 2 万多元，病情丝毫未见缓解，经朋友介绍来诊。

症状：羞明流泪，结膜充血，眼屎，视物模糊，颈椎僵硬，转侧困难，怕冷，四肢尤甚，出汗，夜晚睡觉自觉身热，然后烘然出汗，口苦、口干喜喝热水，大便稀溏，日 3～5 次，既往有胆

囊结石手术史和子宫肌瘤切除史，舌淡胖有齿痕苔白水滑，脉细弦滑。

六经辨证：羞明流泪，结膜充血，眼屎，视物模糊，颈椎僵硬，转侧困难，怕冷，四肢尤甚，出汗为太阳证。夜晚睡觉自觉身热，然后烘然汗出，口苦、口干喜喝热水，脉弦为少阳证。大便稀溏，日3～5次，舌淡胖有齿痕苔白水滑，脉细弦滑为太阴兼饮证。证属太阳少阳太阴合病兼饮，水不涵木。

处方：柴胡桂枝干姜汤加葛根方。柴胡12g，黄芩10g。半夏10g，桂枝12g，白芍10g，干姜12g，葛根30g，炙甘草6g，大枣20g，党参20g。10剂，开水冲泡，每日1剂分2次服。

二诊：2017年12月16日。自诉药服至5剂，双目流泪、结膜充血明显好转，药尽眼屎已无，甚为高兴，请求继续调治。效不更方，击鼓再进10剂，半年眼疾尽除。之后再有二诊是为调理脾胃之用。

按：本案的治疗能获得成功，连我自己也颇感意外，主要是没有想到见效能如此之快。初诊时了解到患者犯病起因，我就认定患者的结膜炎症状表现并非现代医学所言之病毒或细菌的感染，而是长期打牌导致的颈椎病变压迫了视网膜神经造成的无菌性炎性反应。结合患者全身的症状表现，认为是太阳少阳太阴合病兼水饮。由于脾胃的亏虚，作为枢纽已失去协调水湿各归其所的功能，使水湿内停，不能涵养肝目，故表现出双眼一派火热之候。火热之候仅是其表，临证之时就需透过这个表象去探寻内在的本质，才可能取得最佳疗效。

二、春季卡他性结膜炎，泻肝平木取效捷

春季卡他性结膜炎也叫春季角结膜炎，病因尚不明确，其发

病机制为Ⅰ型和Ⅳ型超敏反应介导的过敏性结膜炎。上睑结膜出现巨大乳头呈铺路石样排列是其特征性临床表现。春季卡他性结膜炎多于青春期前起病，大多为双侧性，男孩的发病率高于女孩，成年人亦有犯病。该病好发于春秋季，眼部奇痒，夜间症状加重，分泌黏丝状分泌物，可伴有异物感、流泪和畏光。角膜未受累时一般不影响视力，常伴有过敏史。现代医学常规治疗为抗病毒、抗过敏和消炎。中医治疗可辨证与辨病结合，往往收效较为理想。

【医案 79】陈某，男，66 岁。1998 年 3 月 20 日初诊。

主诉：左眼红肿、外眦连耳郭周围皮肤溃疡 7 天。

现病史：患者 7 天前着凉感冒，身痛咽痛，发热，鼻塞流涕，结膜充血，在余处静脉滴注治疗。经抗病毒，抗感染及支持疗法，感冒症状至第 3 天消失。治疗至第 4 天开始，眼部入夜痒甚，且分泌出黏丝状分泌物，流泪畏光。遂赴医院眼科检查，诊断为春季卡他性结角膜炎，予利巴韦林滴眼液外用，继续回家抗病毒并抗感染静脉滴注 2 天，症状无好转，外眼眦连耳周泛发连片疱疹，应患者家属要求拟改中医治疗。

症状：眼部痒甚，晚间尤重，黏丝状分泌物，自觉眼内异物感、流泪和畏光，外眼眦连耳周泛发连片疱疹，口干口苦，纳差，心烦，大便 2 天未行，舌红苔黄腻，脉弦数。

六经辨证：耳周泛发连片疱疹，口干口苦，纳差，舌红苔黄腻，脉弦数为少阳证。黏丝状分泌物，流泪和畏光，心烦，大便 2 天未行，脉数为阳明证。证属少阳阳明合病。属里实热证。

治则：清泻肝胆之实热，清利肝经之湿热。

处方：龙胆泻肝汤合过敏煎加连翘、地肤子。龙胆草 10g，栀子 10g，柴胡 15g，生地黄 10g，黄芩 15g，车前子 10g，泽泻

10g，木通 6g，当归 12g，乌梅 15g，紫草 10g，五味子 6g，防风 10g，连翘 15g，甘草 6g，地肤子 10g。5 剂。每日 1 剂煎 3 次，内服 2 煎，第 3 煎纱布过滤外洗并加马来酸氯苯那敏（扑尔敏）水剂湿敷。

二诊：1998 年 3 月 26 日，诉经内服外用后，大便得通，眼部痒诸症改善，疱疹未再发展，已开始结痂。药已对症，上方加土茯苓 30g，守服 10 剂。

三诊：1998 年 4 月 1 日，除眼部仍有轻微痒感，疱疹尚有少量痂未脱落外，余症消失。舌淡红苔薄黄，脉缓。予过敏煎加连翘、土茯苓、菊花 10 剂善后。

处方：乌梅 10g，柴胡 10g，防风 10g，紫草 10g，五味子 10g，菊花 10g，连翘 12g，土茯苓 30g，当归 10g，甘草 5g。水煎，日 1 剂，分 2 次服。

随访 10 年未见复发。

按：春季卡他性结角膜炎在现代医学属病毒性过敏性疾病，有自愈倾向，病程长，易复发。本案患者由于过敏感染，药物治疗效果不明显而转中医治疗。通过辨证，我认为病在少阳阳明，由肝胆实火上炎所致，果断选用龙胆泻肝汤合过敏煎予以治疗，效果满意。龙胆泻肝丸来源于古代名方《医方集解》，本方成分有龙胆草、黄芩、栀子、泽泻、木通、车前子、生地黄、当归、柴胡、甘草。方中龙胆草大苦大寒，上泻肝胆实火，下清下焦湿热，为君药，是中医学治疗肝胆实火、三焦湿热的良药。黄芩、栀子苦寒，有清热燥湿、导热下行之效，为臣药。泽泻、木通、车前子清热利湿，可使湿热从小便而解。生地黄、当归有滋阴养血之功。柴胡有疏肝解郁和引经之用。甘草调和诸药。龙胆泻肝丸泻肝而不伤肝，利湿而不伤阴，其配伍相辅相成，疗效为医家和患者所称道。现代中药研究表明，龙胆泻肝丸方中的龙胆草具有抗炎、抗过敏作用，其抗过敏是通过神经系统激动垂体促使肾上腺皮质激素分泌增加而实现的；柴胡、生地黄、当归、泽泻、黄芩均具有增强免疫功能和抗炎、抗病毒作用；甘草能解百毒，具有类固醇样和抗病毒作用。药物相互的配伍作用，也被现代医学认同。龙胆泻肝丸除用于高血压、急性眼结膜炎、急性中耳炎、急性胆囊炎、急性盆腔炎、尿路感染、外生殖器感染、带状疱疹等病的治疗以外，现在也常用于乙型病毒性肝炎及其他一些慢性病的治疗。连翘为"疮家之圣药"，既能抗病毒，抗感染，也能加快疮疡的创面收复。土茯苓能清热利湿止痒，同时有强大的抗病毒作用。过敏煎的选用则可认为是一种辨病治疗手段，该方抗过敏作用较强，从药味组成看，以酸为主，完全符合《黄帝内经》五味入五脏，以协调五脏功能之旨。由于选方精准，加减得当，故收效甚捷。

三、口腔溃疡寒热错杂，辛开苦降是常法

口腔溃疡或复发性口腔溃疡是西医病名，与中医"口疮"相当。现代医学认为多是念珠菌感染，但抗菌治疗效果并不理想。患者常表现出寒热错杂，虚实夹杂的病理变化特点。中医学从整体观出发，认为口疮的发生，多与心脾胃关系密切，以辛开苦降之法常能收到很好疗效。

【医案80】曹某，女，82岁。2014年8月17日初诊。

主诉：口腔溃疡反复发作10年，加重1天。

现病史：患者10余年来口腔溃疡反复发作，不能进食，不能喝温水，基本每月发作1次，每次发作必用抗菌药配地塞米松静

脉滴注治疗 3～5 天，不然不会自愈，甚为痛苦。随着年龄增大，发作更频繁，为求根治，请求中医治疗。

症状：舌面、舌底及面颊内可见 5 个溃疡点，颜色白，最大溃疡有 1cm×1.5cm 大，最小也如绿豆大，不能进食，不可喝温水，也不能漱口，甚为痛苦，伴口苦口干，眠差，怕冷出汗，素有胃病，心下痞硬，大便稀溏，日 3～5 次，肠鸣，小便灼热，舌体胖大苔黄腻，脉弦滑。

六经辨证：怕冷出汗，舌面舌底及面颊内可见 5 个溃疡点属太阳证。口苦口干，眠差，纳少，脉弦，苔黄腻属少阳证。大便稀溏，日 3～5 次，肠鸣属太阴证。脉弦滑，舌体胖大属水饮证。上热下寒，属厥阴病兼饮。

处方：甘草泻心汤。炙甘草 15g，黄芩 10g，黄连 5g，炮姜 10g，半夏 10g，党参 20g，大枣 15g。7 剂。处方已具，患者却拒服，理由是平素不能碰姜，食则必溃疡加重，一番解释后，勉强拿药 3 剂试服。嘱头煎液、二煎液混合后再煎分 2 次服。

二诊：2014 年 8 月 20 日，3 剂药尽，患者清晨来诊。诉口腔溃疡仅仅是稍有减轻，然胃腹部倍感舒服，是多年来未曾见过的，大便日行 2 次，始成形，肠鸣未见，痞硬好转。主动索前药 10 剂。

三诊：2014 年 9 月 1 日，溃疡已愈，胃稍胀，压之不软略痛，时有嗳气，不能闻异味，大便日 2 次成形，舌胖大苔白水滑，脉弦滑。饮邪明显，改为生姜泻心汤和胃消痞、宣散水气。

处方：生姜 30g，炙甘草 10g，西洋参 10g，炮姜 5g，黄芩 10g，黄连 5g，半夏 10g，大枣 15g。10 剂。

四诊：2014 年 10 月 1 日。以三诊方连服 30 余剂后舌体变瘦，舌淡苔白，其间胃脘痞硬和口腔溃疡一直未发作。予六君子汤合理中汤善后。

处方：西洋参 10g，半夏 10g，白术 15g，茯苓 15g，陈皮 6g，炮姜 6g，炙甘草 6g，山药 30g。15 剂。老人现仍健在，胃病偶有发生，口腔溃疡一直未见复发。

按：复发性口腔溃疡是一种常见、多发且难治性疾病。本案患者 10 余年使用抗菌药加激素治疗不仅未能彻底治愈，反使患者出现畏寒怕冷的阳虚类感冒症状。这其实是一种激素反应，如不加控制，将会造成越来越严重的后果。通过六经辨证，得出上热下寒，即胃热肠寒的厥阴病结论，而这种厥阴病的治疗必须寒温并用，辛开苦降。《伤寒论》第 158 条：伤寒中风，医反下之，其人下利日数十行，谷不化，腹中雷鸣，心下痞硬而满，干呕心烦不得安，医见心下痞，谓病不尽，复下之，其痞益甚，此非结热，但以胃中虚，客气上逆，故使硬也，甘草泻心汤主之。该方证主要作用靶点是胃气虚弱形成的胃痞，故服药后患者倍感舒适。二诊时改用生姜泻心汤，为什么要用此方？《伤寒论》第 157 条：伤寒汗出，解之后，胃中不和，心下痞硬，干噫食臭，胁下有水气，腹中雷鸣，下利者，生姜泻心汤主之。甘草泻心汤与生姜泻心汤二方药味并无多大变化，作用靶点均是在胃，但后者主要在于消散水气，因胃内水气停留，脾的升清降浊功能势必受阻，清浊不分，外候于口舌，势必烽烟四起，溃疡成矣。故临证有时仅是药量的变化所起到的作用也是有区别的。

四、贝赫切特虽顽固，辨治精准也可愈

【医案 81】朱某，女，33 岁。2018 年 8 月 7 日初诊。

主诉：口腔溃疡反复发作 4 年，加重 3 天。

现病史：患者 2014 年 3 月份在广东务工时发作口腔溃疡，在

药房购维生素 B_2 及阿莫西林内服 1 周而愈。同年 5 月再发，口服上述药物无效，经药房员工推荐用"醋酸地塞米松口腔贴片" 1 盒治愈。此后几乎每月在月经前期必复发 1 次，均用该药 3~5 天治愈。2015 年 10 月再次发作，同时伴眼干燥，双眼结膜炎，巩膜炎，在诊所静脉滴注治疗（药物不详） 1 周基本好转，当时正值月经来潮，遂没再用药，月经干净后诸症消失。2016 年 4 月口腔溃疡期间并见双下肢大腿内侧环形红斑，经消炎后症状消失。11 月发现外阴有米粒大溃疡 2 个，经外搽"甲紫"及静脉滴注 1 周未能取效，遂去医院检查治疗，当时口腔溃疡基本好转，双眼干涩无充血水肿，综合既往病史，诊断为"贝赫切特综合征"。经用沙利度胺、白芍总苷胶囊内服及消炎药静脉滴注后好转。此后口腔溃疡、眼部症状、外生殖器、下肢溃疡，或单独或两者同时出现，均以上述药物 5~7 天症状得以控制。由于病情反复不愈，家里小孩需要照顾，一直辞工在家。3 天前，3 处症状齐发，家中无药，遂来我处求治。

症状：口唇及舌可见 4 个黄豆大溃疡，疼痛，影响进食，结膜充血有眼屎，自觉干涩，左大腿内侧可见一环形红斑，面积约 10cm×5cm 大小。外阴部 3 处绿豆大溃疡，色红顶部黄白脓点，伴双膝关节疼痛，小便黄，大便溏日 2 次，舌红苔黄腻，脉弦数。

六经辨证：厥阴病，系湿热之毒蕴结所致。

处方：①甘草泻心汤合四妙勇安汤。炙甘草 15g，黄芩 10g，黄连 5g，炮姜 10g，半夏 10g，党参 20g，大枣 15g，玄参 30g，当归 15g，忍冬藤 30g，连翘 20g。7 剂。每日 1 剂水煎分 2 次服。②白鲜皮 30g，苦参 30g，白矾 10g，五倍子 30g，连翘 30g，土茯苓 60g。7 剂，煎水坐浴，每次半小时，每日 1 次。③蒲黄 15g，五倍子 10g，煎 15 分钟后取汁兑人中白 10g，含漱

5～10 分钟，每日 3 次。④熊胆滴眼液滴眼，每日 3～5 次。

二诊：2018 年 8 月 15 日。经用上述综合疗法后口腔溃疡及结膜充血稍有减轻，外阴及大腿溃疡毫无进展。冥思苦想之际，彭坚教授治疗白塞综合征的经验突然闯入脑海，于是改弦易辙。

处方：升麻鳖甲汤合四妙勇安汤、犀角地黄汤加减。升麻15g，当归 10g，甘草 10g，鳖甲 10g，水牛角 60g，赤芍 15g，牡丹皮 15g，生地黄 30g，玄参 15g，金银花 15g，连翘 20g，土茯苓30g。10 剂。熏洗方、漱口方和滴眼方继续用 8 月 7 日方。

三诊：2018 年 8 月 25 日，自诉服用上方后效果较好，口眼症状基本消失，外阴溃疡已结痂，大腿溃疡性红斑色变淡亦开始结痂。脉舌同前，原方守服 10 剂。月经至，停药。

四诊：2018 年 9 月 10 日，此次月经期口腔溃疡没有发作，月经颜色较前改善，5 天干净。外阴溃疡已愈合，大腿外侧溃疡面缩小至豌豆大。加川牛膝 10g 守服 10 剂。并嘱服完此方后以此方为基础加工成药丸，坚持服用半年予以巩固。随访至今无复发。

按："贝赫切特综合征"即白塞综合征，是一种难治性疾病，原因不明，好发于中青年男女。30 多年来，我也仅治疗 4 例，前3 例经中西结合处治，均达到了控制的效果，其中 1 例 1 年左右复发 1 次，惧中药味苦或嫌麻烦而自行中止治疗。此案首诊疗效欠佳，源于对疾病认识不足，是只看到树木未见到森林的短视之举。通过对彭坚教授治疗该病经验的消化吸收才取得了很好疗效。白塞综合征起源古老，《金匮要略·百合狐惑阴阳毒病脉证治第三》中有类似的记载和治法，篇中以甘草泻心汤治口疮，当归赤小豆汤和升麻鳖甲汤治目赤，苦参煎水熏洗治生殖器溃疡等一直沿用至今。彭教授认为：该病常波及三焦，多数先从中焦开始，出现口腔溃疡，病多属阳明太阴，病机为胃肠湿热，用甘草泻心汤有效；湿热内蕴，日久不除，则酿成火毒。火毒之邪熏蒸于上则可出现眼结膜充血或面部生疮，用升麻鳖甲汤加减有效；火毒流走于下，则出现阴部溃疡或下肢皮肤发斑溃烂，用四妙勇安汤合犀角地黄汤加减有效。所加药物应以清热解毒凉血为主，服药方法以内服为主，外用配合，辨证准确，疗程保障，治愈是完全可能的。事实也是如此，该案即是明证。站在巨人肩膀上，的确是提高临床疗效关键之一。

五、突发耳聋少阳寻，慢性耳鸣多是虚

耳聋耳鸣临床常见，现代医学常无特效治疗手段，所开药物仍是中成药，诸如左慈耳聋丸、六味地黄丸等，且概不知辨证，疗效自然不好。通过大量病例观察发现，一般突发性耳聋多属实证、阳证，且以少阳证居多，这可能与足少阳胆经的循行部位易被外邪侵袭受阻有关；而慢性耳聋耳鸣则更多的是与脏腑亏虚，特别是肾的亏虚关系密切。

【医案 82】胡某，女，57 岁。2017 年 5 月 18 日初诊。

主诉：左耳突然听不见声音 2 小时。

症状：今晨起床后突然发现听不见声音，大声呼喊自觉耳内蝉鸣，无其他不适。经仔细询问先天双耳并无异样，因为天热，晚上睡觉时吹了约 2 小时电风扇。舌淡红苔薄白，脉细弦。

辨证分析：因吹电扇，邪风入侵少阳经脉，声道受阻。

处方：小柴胡汤加减。柴胡 15g，黄芩 10g，半夏 10g，炙甘草 5g，石菖蒲 10g，生姜 10g，大枣 15g，党参 20g。5 剂而愈。

【医案 83】郭某，男，67 岁。2011 年 11 月 20 日初诊。

主诉：渐进性耳鸣耳聋 7 年。

症状：听力减弱，伴腰酸腿软，畏寒肢冷，容易感冒，夜尿频数，齿摇发落，血压 128/82mmHg，曾服六味地黄丸、补肾固齿丸多年无效，大便稀溏，日 2～4 次，舌淡苔白，脉沉细，因不愿使用助听器来诊。

六经辨证：太阴少阴合病。证属脾肾两虚。

处方：肾气丸合理中汤。熟地黄 30g，山茱萸 15g，山药 15g，牡丹皮 10g，茯苓 10g，泽泻 10g，肉桂 10g，附子 10g，炮姜 10g，炒白术 15g，石菖蒲 10g。14 剂。

二诊：2011 年 12 月 5 日，诉服药后症状有所缓解，大便已成形，日 2 次，原方守服 60 余剂，听力大为好转，其他诸症基本消失，嘱于每年冬春各服金匮肾气丸 1 个月以资巩固。

按：上两案一阴一阳，一虚一实。案 80 患者系外邪入侵少阳经脉，使声道受阻，除此之外，几乎无证可辨，故从经络辨证入手，予小柴胡汤去邪为先，效果立见；案 83 患者系渐进式耳鸣耳聋，且所伴随的症状都提示脾肾阳虚，这种阳虚的形成可能是身体自身的，也可能是长期服用滋肾阴的六味地黄丸使机体阴阳失去平衡所导致的。故选肾气丸合理中汤温补脾肾，服药 2 个半月终于收功。案 83 中都加入了石菖蒲一味，乃因石菖蒲芳香利窍、疏散开达之功。《名医别录》谓其有"聪耳明目、益心智"之功，故善治迷惑健忘、耳鸣失聪等症。在民间常用该药鲜品削尖塞耳治耳鸣耳聋，亦常有一时之效，对寒气凝滞者其效尤佳。

皮肤科验案

一、带状疱疹后遗症治验

【**医案 84**】胡某，男，83 岁。2021 年 7 月 2 日初诊。

主诉：左胸胁部疱疹后疼痛 15 天。

现病史：患者于 6 月 20 日左右左胁肋部烧灼样疼痛，继则出现成簇样疱疹，就近在村卫生室静脉滴注治疗 2 天不效，转中心卫生院住院治疗 7 天，疱疹消失出院。

症状：左侧胸胁部疼痛，不可近衣。患处皮疹消失，仅见手掌大红斑，不痒，红斑周边尤喜汗出。伴口干欲饮，小便多而淋漓不尽。舌淡苔白舌下系带青紫，脉浮弦。

诊断：带状疱疹后遗症。

六经辨证：左侧胸胁部疼痛，不可近衣。患处皮疹消失，仅见手掌大红斑，红斑周边尤喜汗出。伴口干欲饮，小便多而淋漓不尽。舌淡苔白，脉浮弦属太阳证。红斑周边尤喜汗出，舌下系带青紫属兼血瘀。

病机：营卫不和，气化失司，邪阻经络。

治则：调和营卫，温阳化气，化瘀通络。

处方：瓜蒌红花甘草汤合五苓散。瓜蒌 20g，红花 10g，肉桂、桂枝各 6g，茯苓 15g，白术 15g，猪苓 15g，泽泻 30g，甘草 6g。10 剂，水煎。每日 1 剂分 2 次服。

按：带状疱疹后遗症临床常见，治疗颇为棘手。究其原因乃是疱疹病毒侵入人体后，由于治疗不及时或治不如法，影响了局部血管、神经，而遗留疼痛后遗症。这种后遗症因个体差异及疱疹所发部位不同决定了在治疗方法上有所区别。对发于胸胁部的疱疹，我曾采用四逆散、柴胡疏肝散、龙胆泻肝汤之类的方剂治疗，临床疗效并不如意。随着博览古书的增多，临床经验也逐渐丰富。殊知病在胸胁，汗、吐、下三法之中唯有下法可用，而下之又不可妄用大黄、芒硝等峻下之品。瓜蒌甘草红花汤首见于明代名医孙一奎《医旨绪余》，由瓜蒌实、甘草、红花3味药组成。瓜蒌性味甘寒，不但能清化热痰、通腑开结，而且能"舒肝郁，润肝燥，平肝逆，缓肝急"，对肝经郁火很是有效，用于此可谓绝佳之品。甘草甘缓和中，能够防止瓜蒌泄利太过而伤正；红花少量化瘀通络。所以虽然只是寥寥3味药，但是恰中病机，经过加减确实能收到很好的效果。该方可作为胸胁部疱疹后遗症之专用方。

带状疱疹多发于免疫力相对低下的中老年人。恰恰这部分人或多或少的存在一些慢性疾病。本案患者的小便多而淋漓实际上是由于前列腺肥大增生引起的。《伤寒论》第71条：太阳病，发汗后，大汗出，胃中干，烦躁不得眠，欲得饮水者，少少与饮之，令胃气和则愈。若脉浮，小便不利，微热消渴者，五苓散主之。该条所阐述的观点即是五苓散治太阳膀胱蓄水证。症见太阳病，发汗后，大汗出，胃中干，渴欲饮水，烦躁不得眠。或见脉浮，小便不利，微热消渴。所以根据方证对应原则，临证但凡见渴而小便不利者，即可使用五苓散处治。因此本案果断二方合用，各取所需，药仅10剂，而病祛霍然。

二、湿疹证治

湿疹，是以红斑、丘疹水疱、糜烂渗液（血）、瘙痒、结痂，反复发作为主要特征的皮肤病。这种病临床十分常见，患者感觉痛苦，医者治疗亦感棘手。我临证中所治颇多，略有心得，特予记录。

　　湿疹主要与湿有关，同时与外感六淫、内伤饮食关系密切。湿可蕴热，常发为湿热之证，极少数也可因寒湿引起。无论热与寒，郁之日久则伤脾胃，也因热伤阴血而致虚实夹杂，寒热错杂。我通过大量观察认为，一般单纯的湿热之证常表现为急性湿疹，而一旦伤及阴血则形成慢性湿疹。湿疹虽发于外，但形于外必有其内，这是中医学整体观的体现。一是外受湿热之邪，二是饮食伤脾。大家知道，饮食入胃后腐化，得由脾去运化，如果平常过食辛辣肥甘厚味，则易使湿从内生，脾因湿困而运化失司。腠理不密，冒雨涉水，外受湿邪，充于腠理而病发。内湿外湿相互搏结，是该病本质。湿与热结，病变迅速，调护不当，易至感染。湿与风伴，善行数变，弥漫泛发，瘙痒明显。

　　我在临证中一般将湿疹分为急性湿疹和慢性湿疹。急性又分为热盛型湿疹和湿重型湿疹。

　　热盛型急性湿疹：一般起病急，病程短，变化快。我大多根据发病季节、所发部位和皮损程度选用方剂。如发热、口渴、心烦、便秘，小便短赤、局部皮损初起潮红且灼热明显，甚至轻度肿胀，好发于颈项、腋下、乳腺周边、外阴等处，且皮疹单发或成片，渗液瘙痒者，多以龙胆泻肝汤作底方加减。该方不仅对肝胆实火上炎有效，对肝胆湿热下注效果也不错，是一首清利并行、泻中有补、降中寓升的有效方剂。方中龙胆草大苦大寒，既泻肝胆实火，又利肝胆湿热，泻火除湿；黄芩、栀子苦寒泻火，燥湿清热，以助龙胆药力。《黄帝内经》病机十九条曰："诸痛痒疮，皆属于心。"栀子正有清心除烦之功。"祛湿不利小便，非其治也"，故又入泽泻、木通、车前子导湿热于小便而出；为防龙胆草、黄芩苦寒伤阴，又用当归、生地黄养血滋阴，使邪去而阴血不伤。

"肝喜条达而恶抑郁"，当火邪内郁，肝胆之气不疏，加之大剂苦寒降泄，恐肝胆之气被郁而伤气机升降，又投柴胡条达疏畅，推陈致新，同时起引药达于肝胆经，具"火郁发之"之意。柴、归、地同用，养肝体而调肝用，亦体现出"肝体阴而用阳"之旨。甘草调和诸药而护胃安中。君臣佐使，井然有序，火降热清，湿浊得利，循经之疾，可速向愈。有人恐苦寒伤其脾阳，然只要中病即止，未见不适者。值得一提的是，对有"疮家圣药"之称的连翘，我常喜加入，常用剂量在 15～30g，具有消痈散结、强心利尿的作用。

【医案 85】胡某，男，35 岁。2016 年 5 月 18 日初诊。

症状：颈后、双上肢及躯干部位红色丘疹，皮损融合成片，渗淡黄色液体，瘙痒不堪，口渴稍苦，大便干结，小便短赤，舌红苔黄腻，脉滑数。

辨证：湿郁化热，属热盛型急性湿疹。

处方：龙胆泻肝汤加味。龙胆草 10g，栀子 10g，黄芩 10g，柴胡 10g，生地黄 15g，车前子（包）10g，泽泻 15g，木通 10g，当归 10g，土茯苓 30g，连翘 15g，甘草 5g。服 7 剂而安。

湿盛型急性湿疹：此型多由热盛期治不如法或久拖不治造成。"湿性趋下"，故湿疹大多发于下半身，有急性湿疹的所有症状，只是火热之邪的表现相对较轻而已，在这一时期，我习惯用四妙散合自拟土茯苓饮治疗。

土茯苓饮方：土茯苓 60～120g，白鲜皮 15～30g，紫草 10～15g，亚麻子 15～30g，乌梅 10～15g，当归 10～15g，防风 10～15g，车前子 10～15g，连翘 15～30g，甘草 5～10g。

这张方子是师父传授给我的临床实用方之一，当时名"鲜紫解毒汤"。我在 30 余年临证中不断完善，治疗数千例，均收到很好疗效。《鲜紫解毒汤治疗湿疹 400 例临床观察》一文收录于《中华特效医术》一书中，并获二等奖。

该方针对性极强。首先表现在大剂量土茯苓的应用上。该药在《本草纲目》里开始记载，最初功效是治疗梅毒，后来发展为解铅毒。朱良春老中医在痛风中极力推崇该药，认为有降低尿酸的作用。对一些不明原因引发的慢性炎症有很好作用，彭坚教授的《我是铁杆中医》一书中就有一首治疗因鼻窦炎引起头痛的方剂"头痛风散"，里面土茯苓用到 120g 之多。其次祛湿止痒药阵容庞大：白鲜皮，亚麻子祛湿止痒，而"过敏煎"更合湿疹病机。整张方子药味不多，集祛风除湿、养血活血、消斑止痒于一体，药性不温不燥，既可单独成方，亦可合方而用，对慢性反复发作性湿疹效果也很独特。

【医案 86】邓某，男，57 岁。2017 年 4 月 6 日初诊。

主诉：双下肢皮疹 2 周。

症状：见双下肢皮疹，抓痕明显，渗液，烦躁失眠，大便干结，小便黄，舌红苔黄腻，脉濡数。予四妙散合土茯苓饮大剂加栀子，10 剂，渗液已无，皮疹已结痂，瘙痒减轻，再以前法小剂 10 剂而愈。

对慢性湿疹的治疗，我一般遵循"形诸外必有其内"的理念，大多从六经辨证体系入手，主张以经方为主，结合时方辨证处治，收到了较好的临床效果。

【医案 87】胡某，男，75 岁。2017 年 5 月 14 日初诊。

主诉：全身皮疹反复发作瘙痒 20 余年，加重 1 周。

症状：全身皮疹密集，抓痕明显，抓搔后血出痒止，背部及四肢局部苔藓化，色素沉着，身热出汗，苔藓化处皮肤不出汗，怕冷，口干喜冷饮，腰酸腿胀，腓肠肌痉挛，失眠心悸，夜尿4次通畅，大便干，2～3天1行。既往高血压性心脏病病史10年。舌淡红苔白，脉沉细，右关濡。

辨证分析：这是一个有20余年病史的顽固性慢性湿疹。第一，患者以皮肤瘙痒为主诉，同时抓搔后出血，说明疾病已不单在表，而是深入营血。第二，患者有身热、出汗、怕冷的表虚证，同时也有口干喜冷饮的里热存在。也就是微邪郁表而又兼里热夹饮。第三，腰酸腿胀，腓肠肌痉挛，失眠、心悸等更是提示脾胃因内热伤津而导致津液的亏虚存在。

综合分析，该案病机是因为体虚出汗而使外邪郁里化热伤津，人体水液代谢失常。对该案的治疗应从整体出发，绝不可见痒止痒。通过分析，让我想到了如下方证条文。

《伤寒论》第20条：太阳病，发汗，遂漏不止，其人恶风，小便难，四肢微急，难已屈伸者，桂枝加附子汤主之。

第27条：太阳病，发热恶寒，热多寒少，脉微弱者，此无阳也，不可发汗，宜桂枝二越婢一汤。

第82条：太阳病，发汗，汗出不解，其人仍发热，心下悸，头眩，身瞤动，振振欲擗地者，真武汤主之。

第76条：……虚烦不得眠，若剧者，必反复颠倒，心中懊憹，栀子豉汤主之。

《素问·至真要大论》病机十九条：诸痛痒疮，皆属于心。

辨证至此，处方：桂枝12g，白芍10g，麻黄5g，石膏40g，附子15g，白术10g，茯苓15g，栀子10g，淡豆豉10g，炙甘草6g，生姜9g，大枣10g。7剂，免煎颗粒。开水冲泡，每日1剂分

2 次服。

写完该方，交给患者，他一看，立马不高兴了，说："里面没有一味止痒药，能有用吗？"我只得向患者解释用方含义，反复说明后，他才勉强拿药回家。第 8 天一大早，这位患者来复诊。他告诉我，自服用这个药以后，情况是一天天地好转，现每晚能睡 4～5 小时，瘙痒也减轻了许多。二诊守方，剂量略做调整，续服 10 剂。三诊时，患者症状基本消失，予六君子汤加当归、熟地黄善后，巩固疗效。

按：慢性湿疹，绝大多数是因失治误治造成。在治疗上也无固定方剂。但从其临床表现和病机上还是能找到基本规律。《伤寒论》的三个小汗方，《金匮要略·水气病脉证并治》："脉浮而洪，浮则为风，洪则为气，风气相搏，风强则为隐疹，身体为痒，痒为泄风，久为痂癞……"。个人认为揭示了慢性湿疹的病机基础，也为后世治疗该病指出了基本方向。根据寒热的轻重选择发汗法，使邪随汗而去。临床所见一些慢性湿疹、神经性皮炎，明显苔癣化改变的患者，不管天气如何炎热，就是不出汗，对于这种情况可以配合火针加火罐并辨证选方小发其汗，往往收获甚捷。

治疗慢性湿疹，不能囿于表面症状而单纯祛风止痒。事物总是有两面性的，有表就有里，有阴就有阳，不可一叶障目，应透过现象去发现本质，紧跟病机，辨证用药。随证加减也不能与病机相悖，随意而为。

对湿疹的治疗，无论急性慢性，都应注意标本缓急、内外兼治的原则，始终筑牢中医学思维，紧扣"湿"字，或燥湿，或清热，或凉血，或补血养血活血，或祛风，或健脾，或益气，灵活掌握，注意"湿"的属性，只要症状有所减轻，就要坚持守方，切不可一见好转便立即停药。同时应注意后期的调理，以巩固疗效。

【医案 88】向某，女，78 岁。2018 年 9 月 8 日初诊。

主诉：头面部疮疹瘙痒 10 天。

症状：无明显诱因至头面部疮疹，搔抓不止，结痂，渗黄色黏液，此愈彼起，并向躯干四肢部散发，伴双下肢沉重，怕冷汗出，大便秘结，数日 1 行。既往高血压性心脏病史 5 年。舌淡苔白厚腻，脉沉细数。

六经辨证：太阳太阴病。

处方：桂枝大黄汤合防风通圣散加减。桂枝 10g，白芍 15g，大黄 10g，防风 10g，石膏 20g，荆芥 10g，苍术 15g，连翘 15g，当归 10g，川芎 6g，栀子 10g，炙甘草 5g，生姜 15g，大枣 15g。10 剂，水煎，每日 1 剂，分 2 次服。

二诊：2018 年 9 月 19 日，服前药后症状明显好转，表现为瘙痒减轻，皮疹逐渐缩小，大便已通，每日 1 次，通畅，仍感双下肢沉重，怕冷出汗，舌淡苔白，脉细。属太阳太阴少阴病。

处方：桂枝附子汤加大黄、薏苡仁、苍术。桂枝 10g，白芍 15g，附子（先煎）10g，酒大黄 10g，薏苡仁 30g，苍术 15g，炙甘草 5g，生姜 10g，大枣 15g。10 剂，水煎，每日 1 剂，分 2 次服。

三诊：2018 年 9 月 30 日，皮疹消失，怕冷汗出好转，舌淡苔白，脉缓。仍予前方 10 剂巩固。

按：本案初看是太阳阳明证，然患者舌脉都表现一派里虚之证。大便秘结一症，实则阳明，虚则太阴。故首诊选桂枝大黄汤合防风通圣散加减为治。防风通圣散方出自《宣明论方》，功能疏风解表、泻热通便。该方集汗、下、清、利于一体，有补有泻，补而不滞，泻而不虚。与桂枝大黄汤相合更有利于营卫的调和，使腠里开阖有度，邪有出处。二诊时，症状改善，少阴证明显，故合桂枝附子汤加味治疗，桂枝附子汤方证本为厥阴证，然该案病于体表，本就属太阳，怕冷汗出，乃阳郁于里，病在少阴，一阳一阴乃厥阴之证也。故治疗湿疹，绝不可以仅观其表面，形诸外必有其内，辨证初期就应抽丝剥茧，层层深入，找出疾病本质，方证对应，疗效确切。

三、荨麻疹治分急慢，治从六经疹可消

荨麻疹在中医里称为瘾疹。以身痒、风团为主症，且发作无常。病机主要包括六淫侵袭，兼夹为病；脏腑不调，七情内伤；禀赋异常，内外合邪等，尤其强调风邪是本病发病的关键因素。临床用六经辨证的方法，对该病的治疗有较佳疗效。据临床观察：荨麻疹在六经中绝大多数表现为太阳表证或里合半表半里证，也有表里同病的，阳证阴证都可见，亦有水饮湿热或血瘀的，病情日久，迁延不愈者多与此有关。一般来说，急性荨麻疹易治，慢性荨麻疹相对难调。

【医案89】胡某，男，18岁。2011年4月15日初诊。

主诉：荨麻疹反复发作3年，加重1天。

症状：全身皮疹成团，四肢、背部甚，皮疹色红。瘙痒，恶热、出汗较多，晨起口苦喜饮凉水，小便可，舌淡红苔白，脉细数。正处于高考备战时期，家长甚为担心。

六经辨证：恶热、汗出、思饮凉属阳明经热证。晨起口苦属少阳证。结合舌脉，辨六经为少阳阳明合病。

处方：小柴胡汤加生石膏、龙骨、牡蛎。柴胡15g，黄芩10g，党参15g，半夏15g，炙甘草6g，生石膏45g，生龙骨15g，生牡蛎15g，生姜3片，大枣（擘）4枚。5剂，水煎服，日1剂。

二诊：2011年4月20日，口苦、皮疹好转。舌淡红苔白，脉

细。少阳热减，上方加生薏苡仁、败酱草各 15g，以增强清利湿热，5 剂，水煎服，日 1 剂。

三诊：2011 年 4 月 25 日，皮疹改善 70%，出汗多，眠可，舌淡红苔白，脉细。经治疗后里热、半表半里之热已减，邪气外露，汗出、不恶热、舌淡苔白，属于营卫不调，故给予桂枝汤加减调和营卫，祛邪外出。

处方：桂枝 9g，白芍 9g，炙甘草 6g，荆芥 10g，防风 10g，浮萍 15g，土茯苓 15g，苦参 15g，生姜 3 片，大枣（擘）4 枚。7 剂，水煎服，日 1 剂。

2011 年 5 月 2 日其母来电告知药尽病愈。随访至 2014 年未再复发过。

按： 经方治病，重在辨证。张仲景在《伤寒论》中明确提出辨各经病脉证并治，六经是以表、里、半表半里为经，寒热、虚实为纬，将百病划分为六经病。分为表实热证的太阳病，表虚寒证的少阴病，里实热的阳明病，里虚寒的太阴病，半表半里偏于阳热证的少阳病，半表半里偏于虚寒证的厥阴病，这样六经与八纲一一相应。辨六经的过程，其实就是辨别阴阳、表里、寒热、虚实的过程。

该案的六经病的判定，亦是根据表里、寒热、虚实、阴阳的八纲而定的，该案汗出、恶热、喜凉饮，为里实热，六经当为阳明病。口苦为半表半里热，属少阳病。六经的判定是依据机体整体的反应，身痒虽然症状表现在表，但机体却反应为半表半里和里证，故虽然身痒，却不从表论治。辨六经为少阳阳明合病，再细辨方证为小柴胡汤加生石膏汤、龙骨、牡蛎方证。因六经、方证辨证合拍，故二诊时皮疹已明显好转，后调理而愈。

二诊时加入生薏苡仁、败酱草以增强清热利湿功效，亦出自张仲景《金匮要略·疮痈肠痈浸淫病脉证并治》云：肠痈之为病，其身甲错，腹皮急，按之濡，如肿状，腹无积聚，身无热，脉数，此为腹内有痈脓，薏苡附子败酱散主之。薏苡仁、败酱草清热利湿之中有透热作用，荨麻疹反复发作的患者，多有热与湿结，如油裹面，清之不散，利之不出，故我常加薏苡仁、败酱草清透湿热，在皮肤科病方面取得了良好疗效。

【医案 90】胡某，女，56 岁，农民。2013 年 8 月 16 日初诊。

主诉：身起风疹成团 2 周，腹痛 3 天。

现病史：患者 2 周前无明显原因于颜面部、颈部出现风疹，融合成团，剧烈瘙痒，逐渐泛发全身，此起彼伏，去往医院诊治，诊断为荨麻疹。予氯雷他定片等治疗，皮疹无改善，抓痕明显。3 天前皮疹加重且腹痛，脐周明显，伴恶心不吐、腹泻。诊断为胃肠型荨麻疹。因白细胞显著升高，予抗生素点滴无缓解。

症状：腹痛，以脐周明显。呈阵发性绞痛，伴恶心无呕吐，恶寒微汗，四肢冷，口干咽干纳差，头晕，大便 3 天未行。舌淡苔黄脉细。除有青霉素过敏史外，否认食物过敏和家族史，皮肤划痕试验（＋）。

六经辨证：患者荨麻疹以胃肠道症状为首要表现，风团瘙痒为太阳表证，腹痛、恶寒、四逆属于里虚寒证，同时口干、咽干为半表半里之热上扰所致，此处大便未行，当为虚寒导致脾胃功能低下所致，非阳明病的胃家实。六经当属于太阳少阳太阴合病，因腹痛明显，急则治其标，且《伤寒论》中太阳太阴合病时，先救里再解表。

处方：小建中汤合小柴胡汤加减。桂枝 10g，白芍 18g，炙甘草 6g，柴胡 12g，黄芩 10g，清半夏 15g，党参 10g，生姜 3 片，大枣（擘）4枚，蜂蜜1汤匙（代替饴糖，喝时兑入），1剂急煎服。

二诊：服药后腹痛减，恶心减，皮疹稍微变淡，同时四逆已，气上冲大减，恶寒减，已无汗出，大便1次但不成形，干咳，纳呆，舌脉如前。症状减轻，但证仍属太阳少阳太阴合病。因里寒已减，故加用麻黄、杏仁解表，使其含有桂枝麻黄各半汤方义，以微微汗之祛邪外出。

处方：柴胡12g，黄芩10g，党参10g，清半夏15g，炙甘草6g，桂枝10g，白芍18g，麻黄6g，杏仁9g，生姜3片，大枣（擘）4枚。2剂，水煎服。嘱其继续服用中药。2天后家属来告，患者皮疹消失，腹痛和恶寒已，临床痊愈。随访5年，腹痛和荨麻疹均未复发。

按：该案属胃肠型荨麻疹，主症以腹痛为主。结合腹痛、恶寒、四肢冷、口干咽干、头晕，考虑少阳太阴合病，兼有表邪未解。此案的大便3日未行、腹痛，是里虚寒所致，非阳明病腹痛便难之谓。此案为太阳、少阳、太阴合病，当表里双解，但因里虚寒明显，故当先救里再救表，如《伤寒论》第91条：伤寒，医下之，续得下利，清谷不止，身疼痛者，急当救里；后身疼痛，清便自调者，急当救表。救里宜四逆汤，救表宜桂枝汤。细辨方证为小建中汤合小柴胡汤证，因里证明显，故暂不解表。正如《伤寒论》第100条：伤寒，阳脉涩，阴脉弦，法当腹中急痛，先与小建中汤，不瘥者，小柴胡汤主之。因方证辨证准确，故1剂后腹痛已。服药后，里虚寒得到缓解，脾胃得健，故再据证治疗荨麻疹，收获良效。

四、痤疮热虽多，临证毋忘寒

现代医学认为，痤疮的发病主要分为4个方面：①内分泌失调，雄激素引起的毛囊皮脂腺的过度增生，引起皮脂分泌较多；②毛囊口的过度角化，引起毛囊口排油不太通畅；③继发感染，特别是与痤疮丙酸杆菌有关系；④炎症引起的发红，与炎性反应也有关系。除了这四个方面以外，还有很多别的原因。比如饮食，部分患者喜欢吃高糖、高油脂、油炸的食物；过度进食；熬夜；紧张、压力等。痤疮是一个多因素的疾病，与环境因素、心理因素都有关。中医学认为，痤疮与风、火、湿、热、痰、郁、冲任失调等关系密切。如《中医外科学》素体阳热偏盛，加上青春期生机旺盛，营血日渐偏热，血热外壅，气血郁滞，蕴阻肌肤而发病；或因过食辛辣肥甘之品，肺胃积热，循经上行，血随热行，上壅于胸面而成。王冰在《黄帝内经素问》注释中曰："时月寒凉，形劳汗发，凄风外薄，肌腠居寒，脂腋遂凝，稽于玄府，依空渗涸，皶刺长于皮中，形如米，或如针，久者上黑，长一分，余色白黄而瘦于玄府中，俗曰粉刺。"目前，大量临床案例证明，因热生疮虽占比甚多，因寒而发的亦也不少。如《素问·生气通天论》曰："劳汗当风，寒薄为皶，郁乃痤"。张介宾注："形劳汗出，坐卧当风，寒气薄之，液凝为皶，即粉刺也，若郁而稍大，乃成小节，是名曰痤。"临床上许多反复发作或迁延不愈者不仅有寒，还同时伴有湿的症状，不可不知。

【医案91】宋某，男，21岁，大学生。2010年7月15日初诊。

现病史：患者自上初中就面部生痤疮，经治多年，每次治疗均刚开始有效，过几日，症状反复，内服中西药物，外用中西药物，均无显著效果，面部痤疮面较大，形成"痘坑"，甚为苦恼，趁暑假回家在其父陪同下来诊。

症状：痤疮满脸，大小不一，此起彼伏，有的已有脓液形成。

手脚湿冷，冬天更甚，喜食生冷食物，舌淡苔白滑，脉沉细。

辨证：寒湿阴盛，湿郁化热。

治则：温阳解毒。

处方：薏苡附子败酱散加味。附子 18g，白芷 10g，连翘 20g，败酱草 30g，薏苡仁 30g。10 剂，开水冲服，每日 1 剂。

二诊：7 月 25 日，服药之后，感觉很好，痤疮未再发展，有好转趋势，且食欲很好，手脚湿冷略改善。方药对证，再服 10 剂。

三诊：8 月 8 日，原有痤疮明显消退，皮肤变化明显，化脓的痤疮脓液均自行排出，仔细观察面部痤疮已不甚明显。原方有效，再服 10 剂。

共服 1 月有余，面部痤疮已基本消失，皮肤已光滑白润。随访 3 年有余，未再复发，效果满意。

按：本案是通过学习《火神派学习与临证实践》一书后的一次大胆尝试。临床治疗痤疮，大都依据《黄帝内经》"热者寒之"之意，应用清热解毒之法，该患者虽经长期这样的治疗，但是并未收到明显的效果。仔细辨证，发现患者手脚湿冷，冬天较重，且夏季喜食冰冷之物，更易形成阴盛阳衰之证。特别是夏季，外面阳热，虚阳外越，两阳相见，化毒生疮，舌脉也予支持。因此，首诊抓住温阳解毒之大法，10 剂之后，自我感觉良好，表明方药对证，无须更方，只有循序渐进方能取得大效，故而二诊之后，连续服药，月余之后，病症得以大获良效。

【医案 92】朱某，女，32 岁，已婚。2013 年 5 月 6 日初诊。

症状：痤疮反复出现，以面颊及前额、背部多发。质地坚硬难消，触压有疼痛感，颜面凹凸如橘子皮，月经量少、痛经、经期痤疮加重，伴有胸闷不舒、两肋胀痛、喜生闷气，经期前面部皮损加重，乳房胀痛，大便 3～5 天 1 行，且硬。舌暗苔薄，脉沉细涩。

辨证：肝郁气滞，血瘀痰凝。

治则：疏肝理气，活血化痰，软坚散结。

处方：大黄䗪虫丸合四逆散加味。酒大黄 10g，䗪虫 10g，水蛭 10g，桃仁 10g，红花 6g，柴胡 15g，赤芍 15g，枳壳 10g，炙甘草 5g，连翘 15g，土茯苓 30g，香附 10g，牡丹皮 10g，栀子 10g，白芷 10g。10 剂，水煎，每日 1 剂分 2 次服。遇月经期不需停药。

二诊：2013 年 5 月 16 日，前药服至第 4 剂月事即来，经量较前次多，色暗有血块，无痛经，持续至第 9 剂药经血干净，较前次延长 2 天干净。面疮没有新发，原有的颜色也变淡质软不痛，今日面色鲜亮许多，舌偏暗苔白脉沉细。

处方：桂枝茯苓丸合四逆散加味。桂枝 10g，茯苓 15g，牡丹皮 10g，桃仁 10g，赤芍 15g，柴胡 15g，枳壳 10g，炙甘草 5g，香附 10g，连翘 10g，白芷 10g。20 剂。

三诊：2013 年 6 月 10 日，月经昨天已至，未如以前经前必发面疮，经色深红无血块，无腹痛，乳房轻度胀痛，胸闷不舒亦好转，纳一般，舌淡苔白，脉沉细。拟逍遥散加黄芪善后。

处方：当归 15g，赤芍 15g，柴胡 10g，茯苓 15g，白术 15g，薄荷 6g，炙甘草 5g，蜜炙黄芪 30g。20 剂。月经干净 3 天后服，每日 1 剂。

按：此案是位有多年痤疮史的患者。她的面疮有一个明显的特点：每于月经将来之前发作，很有规律。这就提醒医者这种痤疮与月经有关，结合临床症状分析辨证，此案属于肝气郁滞，痰凝血瘀，郁久化热，不得发越所致。治宜因势利导，不可一味清解。首诊以大黄䗪虫丸合四逆散加味，解郁行气导滞，活血化瘀散结并投而取效，再诊症状改善，故改为桂枝茯苓丸合四逆散；三诊时仅有些许肝郁脾虚表现，故直投逍遥散加黄芪善后。此处加黄芪原因有二，一是合当归，名当归补血汤，女子以血为用，故予行气时以补血；二是该患者的痤疮乃因气滞血瘀导致，为防再次停聚成瘀，以黄芪行气补气之力推动血的运行，即气行血行，不致成瘀，防死灰而复燃也。

下篇 学术经验分享

流感与经方

流行性感冒又称流感，是由流感病毒引起的急性呼吸道传染病。具有传染性，已在全球引起数次流行。病情顽固，高热反复不退，咳嗽缠绵，甚至引发一系列慢性疾病，给患者带来了很大的痛苦。对流感的治疗，现代医学主要是采用抗病毒和对症支持疗法，而中医学治疗更有特色，特别是应用经方治疗有利于缩短疗程，减少费用，减轻痛苦，具有良好的社会效益。

外感热病，是指由外邪侵入人体、以发热为主要症状的一类疾病。这类疾病在现代医学中主要为急性传染病及以发热为主要症状，由细菌或病毒等引起的疾病。

中医学认为，外感热病是人体的正气与温热病邪激烈斗争的过程，通过辨证祛邪、扶正治疗，最终人体正气逐渐战胜病邪而使热病治愈。在这个过程中，因邪能伤正，势必产生不同程度的脏腑、组织、器官损伤，以及经络、气血津液的功能紊乱与损耗。因此，热病初愈这一特定阶段，应及时进行调整和修复，采取各种措施使患者痊愈和气血复原。

《素问·热论》中详细讨论了热病的成因、证候分类、发展规律、治疗大法、禁忌和预后。仲景先师在《伤寒论》中最先提出了温病病名，但并未予展开详细讨论。至《温病条辨》《温热经纬》的问世，才有了"伤寒学派"和"温病学派"之分。由于我国是一个幅员辽阔的国家，各地区气候差异较大，所以产生了不同的学术思想。张仲景在《伤寒论》序中提到了自建安年间家族其死亡者，三分有二，伤寒十居其七。有感如此，仲景才勤求古训、博览众书，撰写出《伤寒杂病论》一书。《伤寒论》是一部阐述外感热病从发生、发展到变化各阶段的救治专书。只是随着社会的发展、环境的变化、疾病谱也逐渐出现了改变，从而后世医家才给外感热病赋予了更加丰富的内涵，也包含了现代大多数的传染性疾病。尽管如此，张仲景的六经辨治外感热病仍是指导我们临床治疗的基本准则。

下面是我和各位老师、各位同仁一起来探讨流感的经方治疗思路，也算是我应用经方的一点儿分享吧，不妥之处望各位指正。

我们先来看一个医案。

【医案 93】某女，2 岁半。2017 年 12 月 16 日初诊。

主诉：感冒、发热、咳嗽 1 周。

现病史：经某医院检查诊断为"支气管肺炎并支原体感染"，静脉滴注治疗 3 天仍高热，体温最高达 38.8℃，且咳嗽，喉中痰鸣，哭闹不宁，干呕，喜喝水，四肢凉，无汗，纳差，大便 2 天未解，腹不痛，小便可，舌苔淡苔白腻，指纹红浮过风关。

六经辨证：太阳阳明太阴合病。

病机：寒邪束表，水饮上逆，上焦郁热。

处方：小青龙加石膏汤。麻黄 6g，桂枝 6g，杏仁 6g，白芍

6g，干姜 5g，半夏 10g，细辛 3g，五味子 3g，炙甘草 3g，石膏
20g。2 剂。

二诊：2017 年 12 月 18 日，未再发热，咳嗽减半，痰鸣消失。
原方去石膏加浙贝母 10g、紫菀 6g、款冬花 6g，5 剂。

按：《金匮要略·肺痿肺痈咳嗽上气病脉证并治》云：肺胀，
咳而上气，烦躁而喘，脉浮者，心下有水，小青龙加石膏汤主之。
《伤寒论》第 41 条：伤寒表不解，心下有水气，干呕发热而咳，
或渴，或利，或噎，或小便不利，少腹满，或喘者，小青龙汤主
之。这 2 个条文所反映的病机即是寒邪束表、水饮上逆、上焦郁
热。与该案病机相吻合，故疗效彰然。

从这个病例可以看出，虽然流感症状缠绵，但只要抓准了病
机，治疗起来也并非难事。而要抓准病机，首先还得从症状入手，
弄清楚这次发作的基本属性是什么。我们知道，感冒是四季都可
能发生的疾病，流行性感冒则是因季节性流感病毒而引发的急性
呼吸道传染病。流感的临床表现主要有发热、头痛、肌痛、乏力
和咳嗽等，重症患者可出现肺炎、急性呼吸窘迫综合征、休克等
多种并发症，严重者可致人死亡。

中医学自古以来就没有流感之说。先人把这一类似疾病称
为"疫疠"。认为感受寒邪的为"寒疫"，感受温热之邪的为"温
疫"。其实寒疫也好，温疫也罢，都是属于外感病的范畴。《温病条
辨·寒疫论》：憎寒壮热，头痛骨节烦痛，虽发热而不甚渴，时行
则里巷之中，病俱相类，若役使者然。《伤寒论》第 6 条：太阳病，
发热而渴，不恶寒者为温病……从这 2 条条文可以看出以下三层
含义：第一，流感属外感病的一种；第二，流感有寒疫与温疫之
分；第三，温病与温疫不可画等号。温病的特点是发热、口渴而
不恶寒；温疫的特点是感受温热之邪，具有流行性、传染性、人

群普遍易感性。

再结合当前流感的症状特点可知，此患者的流感不是温疫，也非温病，而是寒邪所致的"寒疫"。其根本原因是秋冬季气候反常，至而不至、不至而至所造成的季节性疾病。

搞清了这一点，对流感的治疗就会有了方向。

任何疾病的发生、发展和变化，症状可能有区别，但总不出阴阳二端。正如《医宗金鉴·伤寒心法要诀》所言：六经为病尽伤寒，气同病异岂期然。推其形藏原非一，因从类化故多端。明诸水火相信义，化寒变热理何难。漫言变化千般状，不外阴阳表里间。此患者的流感自然也不例外。初期在表属阳，失治误治日久传里属阴。

下面我再谈谈我在流感治疗中的一些具体思路。

案 93 患者的流感虽为寒邪导致，但有相当一部分医生治疗时考虑患者是小孩，遂给予静脉滴注或口服退热药处理，但患者常出现汗出口渴高热反复的情况，这是典型的误治。此时症状就如阳明外证，《伤寒论》第 182 条：阳明外证云何？答曰：身热，汗自出，不恶寒反恶热。那么在治疗上，用白虎汤或白虎加人参汤就会有很好的疗效。

针对高热，恶寒，身痛，咽痛，扁桃体肿大，甚或化脓口干渴，舌红苔黄，脉弦滑等三阳合病情形的患者，是不宜发汗治疗的，我常用陶氏柴葛解肌汤加减，疗效不错。

针对高热伴呕吐、腹泻症状的患者，我将其视为胁热下利，多采用葛根黄芩黄连汤加半夏，泄泻重者加入升麻、车前子，取升麻升清解毒、车前子利湿的作用，上下分消，同时配合中药敷脐效果很好。

针对体质壮实的患者，症状表现除高热外，身痛尤为突出而且无汗，那么首选大青龙汤，往往 1 剂汗出热退痛止。

针对老年患者，其临床表现除一般感冒症状外，最为明显的是精神极度疲乏，脉微弱，追溯这类患者平素大多是阳虚体质，那么麻黄附子细辛汤就是其基础方。

在案 93 患者的治疗中，作为一名中医，我充分发挥中医学的长处，采用多种中医适宜技术，疗效甚佳。一般对于婴幼儿流感治疗，我常先采用耳尖、少商放血，足底贴敷以解决高热症状，然后再辨证选方用超微中药研粉贴敷大椎、肺俞、神阙等穴位，或中药溶水后经直肠注入，或艾灸穴位使用等，基本能取得预期疗效。

当然，应用经方治流感仅是流感治疗中的一种方法。国家卫健委在 2018 年 1 月 9 日发布的《流行性感冒诊疗方案（2018 年版）》中，将中医治疗流感分成五期处治，即风热犯肺，热毒袭肺，毒热壅肺，毒热内陷、内闭外脱，气阴两虚、正气未复。这个诊疗方案把流感当作了温热病来治，虽有专家们的理由，但验之临床却并非有多大代表性。我国地域辽阔，气候环境有很大差异，对疾病的影响各不相同。中医学是讲究整体观念的，所以在治疗时，不能以偏概全，要以患者的具体症状具体分析病机本质，如此才能取得最佳疗效。

再谈流感

一、感冒与流感的区别

流行性感冒，简称"流感"，是流感病毒引起的一种急性呼吸道疾病，属于丙类传染病。四季均可发生，以冬春季多见。临床表现以高热、乏力、头痛、咳嗽、全身肌肉酸痛等全身中毒症状为主，而呼吸道卡他症状较轻。

流感病毒容易发生变异，传染性强，人群普遍易感，发病率高，已在全世界引起多次暴发性流行，是全球关注的重点公共卫生问题。

流感传播迅速，每年可引起季节性流行，在学校、托幼机构和养老院等人群聚集的场所多发。

我国流感的年度周期性随纬度增加而变化，且呈多样化的空间模式和季节性特征。感冒又名伤风，相当于现代医学的上呼吸道感染。一年四季均可发病。

二、流感与温病的关系

从现代医学角度讲，流感是温病的一种。这从历年来国家卫健委发布的防治指南就可见一斑。但在传统医学体系中，虽无流感病名，但对该病的认识却已有两千余年的历史了。《伤寒论》被后世尊称为治疗外感热病的专著。该书系统地运用六经学说阐述了外感热病的传变规律。《温病条辨》和《温热经纬》则从卫、气、营、血角度阐述了温热病的传变并提出了救治之法，对后世温病学的发展具有指导意义，也是我们现在把流感归属于温病的主要依据之一。

三、流感的治疗方法

针对流感的治疗，目前分为中医学治疗和现代医学治疗两种方法。中医学主张辨证施治，现代医学主张对症治疗、抗病毒治疗等，二者均有利弊。部分患者在患病后，往往会优先选择静脉滴注或药物治疗等方法。在这些治疗方法疗效不佳或病情加重后，才会选择中医治疗。

四、流感的中医学治疗

个人认为，中医学治疗流感，不仅有效，而且较现代医学具有疗效更佳、并发症少、花钱更少、患者承受痛苦少的优点。

中医学治疗流感总得原则离不开辨证论治。在这个大前提下，我个人更偏向以六经八纲辨证，因此方法直观，也很切合临床实际。任何疾病都有从表到里的过程，但是因患者的体质不同，所处环境有异，经济状况存在差距，患病后所采取的措施亦有差别。有的患者表证的时间很短，而有的患者经过治疗后表证依然存在。六经是太阳、阳明、少阳、太阴、少阴和厥阴的总称；而八纲是阴阳、表里、寒热、虚实的总称。太阳的病变其实就是一个疾病在表的阶段。流感的系列症状大都是符合太阳表虚证或太阳表实证。

【医案 94】张某，男，6 岁。2019 年 12 月 18 日初诊。

症状：学校例行检查中发现发热、乏力，通知家长接回来诊。症见体温 39.8℃，头痛、身痛，无汗，咽不红，口不渴，舌淡苔薄白，脉浮紧。

辨证：太阳表实证。

治则：发汗解表。

处方：麻黄汤。麻黄 2 包，桂枝 1 包，炙甘草 1 包，杏仁 1 包。2 剂。1 剂服后盖被得汗，余下 1 剂未服而热退病安。

按：太阳病提纲：太阳之为病，脉浮，头项强痛而恶寒。所以感冒大多为太阳病。太阳病也有全身的症状，比如恶寒、发热、头痛、身痛、咳嗽、鼻涕、喷嚏、咽痛、咽干、呕吐等，都属于表证，但是呕吐也可能是里证，也可能是半表半里之证，一般感冒初期表证较多。俗话说"有一分恶寒就有一分表证"，所以问诊时要问患者有没有怕冷的感觉，只要有怕冷的感觉，又有身痛，我们就要想到表证。当然还要结合不同体质，体质虚的患者，如平时容易汗出，面白体瘦，脾胃功能不好，经常容易感冒的患者，用到桂枝汤方证的可能性比较大。如果患者身体比较壮实，肌肉比较坚紧，皮肤干燥粗糙，不易出汗用到麻黄类方的机会比较多。此即《伤寒论》所提到的桂枝类方治疗太阳中风，麻黄类方治疗太阳伤寒。其中桂枝类方中，遇到容易出汗、怕冷、体质虚弱的患者可直接用桂枝汤，如果伴有咳嗽、咳喘，可用到桂枝汤加厚朴、杏仁。

伤寒表虚案

【医案 95】胡某，女，4 岁。2019 年 12 月 13 日初诊。

主诉：发热 3 天，经静脉滴注治疗热不退。

症状：现发热，体温 38.8℃，出汗，恶寒，清涕，呕吐，咽不红，哭闹不宁，腹软，舌淡红苔薄白，脉浮。

辨证：太阳表虚证。

处方：桂枝汤。予桂枝汤 2 剂，嘱温服后盖被取汗，2 剂未服完，热退症消。

2019 年 12 月 14 日复诊，予玉屏风散和六君子汤 5 剂善后。

按：目前我们很多医师是畏惧用麻黄、桂枝、附子一类药的，一方面是受现代医学"炎症观""病毒观"的影响，另一方面则与自己的临床实践有关。

我们在临床上较常使用麻黄汤，但是一般会选择体质比较强壮，平素不易感冒，一旦发为感冒，症状较重，类似流感，也就是"麻黄体质"的患者。麻黄八症表现为头痛、发热、身痛、腰痛、骨节疼痛、恶风，无汗而喘。只有"麻黄体质"的患者才能够使用麻黄，如果是"桂枝体质"的患者就不适合，因为麻黄不发虚人之汗，而"桂枝体质"的患者大多较虚弱。我们在临床上需要鉴别患者的体质特点。葛根汤属麻黄类方，治疗"太阳病，项背强几几，反汗出恶风者。"临床上，因为葛根汤较麻黄汤更安全，不良反应更少，所以应用的机会更多。但如果我们在临床上可以确定这位患者属麻黄汤方证，是"麻黄体质"，就可以大胆的使用麻黄汤。在使用麻黄汤或桂枝汤时，我们需要先注意患者是否"口中和"，也就是口不干不苦，咽喉亦不干，以此排除阳明的热和少阳的口苦、咽干。然后结合患者的全身症状，如果分泌物清稀，无汗，舌淡苔白，咽喉无红肿，体质较强壮，选择麻黄类方；如果体质虚弱，形体瘦，面色白，平素易出汗，手心、脚心、身上汗出，无咽喉红肿，舌苔不黄，无明显热象，选择桂枝类方。总之，在临床上，我们需要有分辨患者体质的能力，这样在选方时才能有一个大体的方向。

【医案96】胡某，男，52岁。2019年4月12日初诊。

症状：发热恶寒，体温38.8℃，无汗口干，颈项痛，头痛身痛，舌苔薄白脉浮紧。

辨证：流感之太阳阳明合病。

处方：葛根汤加石膏。葛根3包，麻黄2包，桂枝2包，生姜2包，大枣2包，白芍1包，石膏1包，炙甘草2包。药开3剂，仅服1剂汗出热退，2剂诸症悉除。

按："太阳中风，脉浮紧，发热恶寒，身疼痛，不汗出而烦躁者，大青龙汤主之"。此方证表现为发高热，恶寒无汗，较麻黄汤更甚，又有口干、烦躁，那么我们就用大青龙汤。大青龙汤在麻黄汤的基础上加强发汗的力度，麻黄用到六两，同时加石膏清里热。在汗、吐、下、和、温、清、消、补八法中，看到表证我们首先要想到汗法治疗。麻黄类方中有一个小青龙汤方证，"伤寒表不解，心下有水气，干呕，发热而咳，或渴，或利，或噎，或小便不利，少腹满，或喘者，小青龙汤主之。"这种外寒里饮的小青龙汤证，临床多见，表现为怕冷，发热，流清涕，咳清稀痰，舌淡苔水滑等症。素体阳虚，内有水饮，又感受寒邪，用到小青龙汤的机会比较多，特别是治疗咳嗽和哮喘，甚至是遇寒加重的过敏性鼻炎、过敏性哮喘。

【医案97】王某，男，43岁。2019年12月3日初诊。

症状：恶寒发热，体温39.6℃，身重身疼，头痛无汗，心烦，舌淡苔白，脉浮紧。

处方：大青龙汤。麻黄4包，桂枝2包，杏仁1包，生姜2包，大枣2包，石膏4包，炙甘草2包，羌活1包。仅服1剂汗出热退痛止。经方之妙，可见一斑。

对于流感的治疗，从现代医学角度而言，是属传染病范畴，在治疗上多宗温病的卫气营血辨治。殊不知，后世的温病学派亦脱胎于仲景的《伤寒论》，仲景是治疗流感第一人，伤寒的六经方证理论同样指导并适宜于当今流感的辨证施治。

颈肩腰腿疼痛杂谈

颈肩腰腿疼痛是一种临床常见，多发却又难以根治的疾病。在我从医三十多年来，所治此病甚多。对于该病的治疗，也基本形成了一套固有的模式，现就此机会，与各位分享讨论，若有不正之处，望各位斧正。

对于颈肩腰腿痛这类疾病，我从以下三方面加以阐述。

首先看颈肩疼痛。颈肩疼痛，一般表现为颈部、肩部肌肉的酸胀疼痛，拘急不舒，好发于长期从事伏案工作，长时间使用电脑、手机，打麻将，开车而又不注意保持正确姿势的患者。这组症状其实只是颈椎病的初级表现形式，为颈型颈椎病。

当疾病进一步发展，颈椎生理曲线变直，椎体松动，椎间盘因磨损而突（膨）出，或者纤维环破损，或压迫到臂丛神经时，则可引起患侧手臂疼痛、麻木，指端反应强烈，这属于神经根型颈椎病。疾病继续发展，压迫到颈椎动脉，引起头痛、头晕，视物模糊，视力下降等，则提示为椎动脉型颈椎病。若患者出现心慌、胸闷、咽部堵塞不适等症状，就说明已经影响到交感神经，为交感神经型颈椎病。如果椎间盘狭窄，骨刺压迫到脊髓，引发远端肢体的肌肉萎缩，属于中央脊髓型颈椎病。

前三种可以治愈，后两者治愈可能性很小。所以在临床当中，一旦出现上述各种情形，我们务必做到心中有数，处方治疗才不致有误。临床上一些五官类疾病、心脏类疾病，其病变根源也在于颈椎。对于这一点，必须高度注意。我曾治疗一个被诊断为慢性结膜炎的患者。症状有结膜充血，眼屎多，畏光流泪达半年之久，眼科常规治疗无效。我通过治疗其颈椎，不出半个月眼疾痊愈。

对于颈肩疼痛的治疗，相对来说比较简单。但临证处方时应该首辨寒热、虚实。一般认为，阳虚多寒证，阴虚多热证。针对颈肩疼痛，临床分型相对比较简单，分为三型，寒、热和痰湿。至于血瘀，可以不单独分型，可在前面三型的基础上进行加减。在辨证选方上，对于因天气变化发作，表现肩颈冷痛、拘急，四肢不温，怕冷，口淡不渴的患者，多用葛根汤或桂枝加葛根汤加减。对于身体困重，颈肩胀痛、不适，口苦，咽红，舌苔黄腻的患者，一般选用益气聪明汤加减。这张方剂被用来治疗颈肩痛的不多，但临床应用确实有效，对于神经损害也有一定的治疗作用。肥人多痰，瘦人多火。对于体胖患者，大多从痰论治。通过多年的摸索，结合石仰山老师的治疗颈椎病方，逐渐形成颈肩二号方，方剂组成：葛根、桂枝、白芍、炙甘草、僵蚕、牛蒡子、胆南星、天麻、防风、磁石、川乌。该方看似庞杂，其实也颇有章法。首先是以桂枝加葛根汤为基础方，然后合入三组药对，抓住病机的核心，从三个方面进行靶向给药。这三组药对分别是：牛蒡子配僵蚕，一降一升，化痰通络；胆南星配天麻，防风祛风解痉，行无形之气，化有形之痰，达到解痉的目的；磁石配乌头，寒热并用，动静结合，相互牵制；诸药合用达到通利血脉、消肿止痛的目的。实践证明，只要加减得当，对辨证为痰湿型颈肩痛效果显著。

【医案 98】胡某，女，68 岁。2017 年 5 月 15 日初诊。

症状：颈肩酸胀，颈部不舒服月余，伴头晕。体重 78kg，既往高血压、冠状动脉粥样硬化性心脏病病史，心悸，寐差，舌胖淡苔白，脉细滑，予以颈椎二号方。

处方：葛根 2 包，桂枝 2 包，赤芍 1 包，炙甘草 2 包，僵蚕

1 包，牛蒡子 1 包，胆南星 1 包，天麻 1 包，防风 1 包，磁石 2 包，附片 2 包，威灵仙 1 包。

该方 10 剂，后于 5 月 26 日复诊。血压 140/90mmHg。诸症减轻，仍予原方 10 剂守方。

其次看肩臂手指疼痛。该类疾病可单独存在，亦可并发于颈肩疼痛。单独致病多由于落枕、负重、强力牵拉、外伤、风湿等因素所致，主要表现为肩部或肩臂部肌肉或关节疼痛、酸胀，或单纯手臂疼痛麻木，抬举无力。临床常见的肩关节周围炎、肱骨外上髁炎等都属于此列。对于这一类病，我多从虚实或痰瘀凝结论治。

实证者，多为风寒湿气内侵导致气滞血凝。主要表现为肩臂沉重酸胀或疼痛，夜间加重，活动好转，或遇暖及按压减轻，舌淡苔薄白，或舌暗有瘀斑，舌下系带青紫，脉多弦紧或涩。一般用《医学心悟》之蠲痹汤合当归四逆汤处治。虚证者，多表现为肩臂酸胀隐隐，抬举无力，劳累加重，手指麻木。面色㿠白或萎黄，气短乏力，头晕目眩，舌淡苔少，脉细弱。多用黄芪桂枝五物汤加味。对于痰瘀互结者，多因迁延日久，反复发作，痛处固定，肩肘关节僵硬，抬举困难，一般可用当归四逆汤合指迷茯苓丸加减。效果也很不错。

最后看腰腿痛。该类疾病包括的范围比较广，现代医学的腰肌劳损、腰椎间盘突出症、强直性脊柱炎、腰椎骨质增生、坐骨神经痛、梨状肌综合征、股骨头坏死、骶髂关节炎等都可以引起急慢性腰腿疼痛。除急性腰扭伤以外，其他疾病好发于中老年人群。这与中老年人肾气渐亏，督脉虚损，耐劳耐寒及气候适应能力下降有关。因此，在治疗上我们必须掌握扶正与祛邪的关系。一般来说，除了急性腰扭伤外，这类患者很少有单一的实证存在，而是虚证或者虚实夹杂，寒热错杂者居多。所以处方用药在充分辨证的基础上，结合现代医学很有必要。

腰椎间盘突出一症，临床常反复发作，给治疗增添了难度。如果我们从现代医学角度出发，结合该病致病特点，就能发现一个有趣的现象，在现代医学常规的治疗中，为什么要用甘露醇来治疗？大家都知道，该药作为一种脱水剂能较好地控制炎症性水肿，而腰椎间盘突出症急性期患者，因为椎间盘磨损、纤维环磨损、骨质增生刺激，很容易造成病变部位产生炎症性水肿，使患者疼痛加重。在应用中药治疗过程中，能不能找到相关的药物呢？答案是肯定的。我们都知道，五苓散具有很好的利尿作用，对辨证属于寒的患者加入该方，就可以很好地缓解疼痛。从该方各药的性味归经上看也很符合椎间盘疾病的治疗需要。而对于辨证属湿的加入茵陈、滑石、泽泻，同样有效。可以这样讲，中药利水渗湿药即是中医的"甘露醇"！

针对急性腰扭伤的治疗，我在临床大多采用局方复元通气散。该方延胡索理气活血，合穿山甲（代）破瘀通络为君药。小茴香辛温暖肾散寒，理气止痛；牵牛子苦寒清泄湿热，通利二便；二药俱走肝经，擅疗腰腹疼痛，共为臣药。木香、陈皮、炙甘草顺气和胃，共为佐使，药味简单，配伍严谨，临床见效迅速。

腰肌劳损及骨质疏松症特点大都是腰部隐隐而痛，难以支撑，卧则觉舒，直立或劳累加剧。同时，伴有神疲乏力，在治疗上六味地黄丸、青娥丸是常用方剂，加减得当，功效彰然。在这里需要特别提及的是，中年女性腰痛，若有妇科炎症，又应合入四妙散加败酱草、地榆一类。而产后体虚腰痛，我主张选用独活寄生汤，在应用该方时，独活用量至少 20～30g，但对阴虚血燥者，又应该配入养阴生津之品，以润其燥。

坐骨神经痛，无论原发还是继发，在急性期，均可选用活络效灵丹合止痉散，合并芍药甘草汤加减，缓解期应用独活寄生汤加减。

针对股骨头无菌性坏死、梨状肌综合征、骶髂关节炎患者，我常以阳和汤为基础方，随证加减。效果不错。当然，对于腰腿痛的治疗用方远不止这些。如果是热性的腰腿痛，用当归拈痛汤；里寒偏重的腰腿痛，用大秦艽汤；寒湿明显的腰腿痛，用肾着汤；寒热错杂的腰腿痛，用桂枝芍药知母汤等，都是不错的选择。值得一提的是，对于年老体弱，反复发作的患者，蒲辅周老中医有一首百损丸的方子，该方由补骨脂、骨碎补、杜仲、牛膝、续断、肉苁蓉、当归、鸡血藤、三七、血竭、琥珀和沉香组成，对于后期的调养有很好的作用。加入灵芝、芥子、鹿角胶、穿山甲、急性子等，还能达到修复骨质、溶解骨刺、标本兼治的作用，但是需要守方久服。

总之，对于颈肩腰腿疼痛的治疗，绝不可以操之过急，不能为近求效果，朝三暮四，朝令夕改，频繁更方。治疗这类疾病，最能考验医者的定力。当然为了更快减轻患者的痛苦，我们可以选择布洛芬等消炎止痛药物并结合物理治疗。既能缩短病程、增强患者的治疗信心，也能提高医师在患者中的信誉度，可谓一举多得。

方证与病机的点滴体会

本节结合我的临床经验，浅谈一下我对方证与病机的粗浅体会，希望能对大家有所帮助。

我们先看下面这个病案。

【医案99】胡某，女，43岁。2017年11月25日初诊。

主诉：感冒6天。

症状：患者每日随丈夫外出务工感冒，症见喷嚏、流清涕、声重，入夜发热，晨起汗出热退，饮食减少，胃脘稍有压痛，时有嗳气，大便3日未解，体温37℃。感冒第1日遇月经来潮，经色黑有块，现经净，白带正常。口干无口苦，脉细弦略滑，舌淡红苔白披少许黄腻苔。

辨证：面对这样一个患者，我们该如何去辨证呢？通常我的做法是首先从症状归经做起。患者喷嚏、流清涕，声重，发热汗出属太阳中风证。入夜发热，晨起热退，饮食减少，胃脘压痛，时有嗳气，脉弦，为少阳证。大便3日未行，口干，嗳气，胃脘压痛属阳明腑实证。而患者又正值经期，经净而感冒不解，且经色黑有块属热入血室。

至此，很自然地想到，《伤寒论》第96条：妇人中风，七八日续得寒热，发作有时，经水适断者，此为热入血室，其血必结，故使如疟状，发作有时，小柴胡汤主之。

从该条文来看，其病因病机都呈现在我们面前，但是这还不够。我们还应该弄清楚为什么辨证为太阳少阳阳明合病，但是在治疗上却独取少阳？这是因为其一，太阳表证是禁用下法的，一旦应用下法，表邪内陷，变证百出。其二，患者正值经期，抗病能力减弱，若强发虚人之汗，根本无益于疾病的康复。所以唯取和解枢机之法，外透内泄，调达上下，才是正治之理。

这个病看似简单，所涵盖的知识点并不少，其中最主要的是方证病机的准确把握。临床单一的病机容易辨别，复杂的疾病往往无从下手，我们再一起来看看下面这个病案。

【医案100】向某，男，60岁。2017年11月20日初诊。

主诉：睾丸下坠硬痛10余日。

症状：患者10日前无明显诱因感觉睾丸下坠硬痛，在某医院检查排除睾丸炎、附睾炎、睾丸癌。消炎治疗1周不效来诊。现睾丸下坠酸胀且痛，触之较硬，局部不红，走路时加重。伴腰酸沉重，下肢麻木发凉。口苦，入夜口干不饮水，大便时干时溏，每日1~2次，心烦，无汗出，饮食可，舌暗胖大舌苔白水滑，脉寸关弦而尺脉细沉。有前列腺肥大和腰椎间盘突出症病史。

该患者主诉睾丸疼痛下坠且硬，而查体和实验室检查又未发现阳性体征。经抗炎治疗却也不见好转，相反全身症状突出，对这个患者又该如何治疗？

临床上睾丸疼痛一症，现代医学多以炎症论治，该患者却并非炎症。因其睾丸下坠硬痛，很容易联想到中医学所说的气，那是不是气机郁滞所致呢？

辨证：腰酸沉重，下肢麻木发凉，入夜口干而不欲饮水，舌暗胖大苔白水滑脉沉弦，乃为真阳虚损，下焦水饮瘀血阻滞，下肢筋脉寒湿痹阻，属少阴表寒证。而口干，口苦，心烦，脉弦又是郁热内扰，枢机不利之少阳见证，同时，此患者口干，大便时干，心烦又具有阳明微热证。腰酸沉重，大便时溏，舌暗胖大苔白水滑，尺脉弦细更是湿饮内停的太阴证表现。综合分析，就是一个寒热错杂、虚实互见的厥阴病。综观伤寒厥阴病方证，没有任何条文与之呼应，那么，它的病机又是什么？

继续辨证，该病既有太阴少阴合病的寒热瘀血互阻，又有寒郁化火的少阳气机不利和阳明微热，寒热错杂。基本病机就应该是四经病的综合体，也就是真阳虚损、湿饮瘀阻下焦、痹阻筋脉关节。而真武汤方证之一便是真阳不足，里虚寒盛，水气不化，寒水内停流溢，其证候表现呈多元化，寒邪气滞于腹则见腹痛，水寒之气下趋大肠可见下利，水停膀胱则小便不利，水湿痹阻则沉重疼痛。

四逆散方枢机不利，气机郁滞，该案有阳明轻症，偏于阳明气滞，为少阳阳明合病。而睾丸下坠硬疼是少阳气机不畅的具体表现，四逆散正好担当少阳阳明气机畅达之任。

《金匮要略·五脏风寒积聚脉证并治》云：肾着之病，其人身体重，腰中冷，如坐水中，形如水状，反不渴，小便自利，饮食如故，病属下焦，身劳汗出，衣里冷湿，久久得之，腰以下冷痛，腹重如带五千钱，甘姜苓术汤主之。所以对于寒湿痹阻于腰之证正是肾着汤的适应证。

辨证至此，此患者处方也就自然出来了。此患者初诊服药10日，于2017年12月1日复诊，所有症状都有明显改善，现在仍在服药中。

处方：茯苓30g，干姜10g，白术20g，赤芍15g，附子10g，柴胡15g，枳壳15g，炙甘草15g，牛膝15g，白芍15g。

我们学习《伤寒论》，主要就是学习其理法方药的辨证。六经辨证是中医治疗的精髓，更是《伤寒论》六经辨证的独特治疗模式，大道至简。六经辨证不是机械地对着条文用方，也不是依据症状加减而用方。它的最关键处就在于一个"辨"字，是辨六经（相对）的六经辨证，只有以辨为核心来用方，才是真正理解了六经辨证。

通过上面 2 个病案的分析过程，也不难得出这样一个结论：伤寒六经实际上就是一个方证辨治的集合，在六经辨证这一集合体内，方证集合是涵盖了六经病中每一经的特定证候。方证病机，证候病机，辨治法则，经方药物配比组成，治疗目标以及个体差异等。而方证病机辨证的精髓就是"观其脉证，知犯何逆，随证治之"这一辨证思维模式。我们唯有多思考，多临证，多总结，不断丰富自己的临证水平，在实践中悟透其深刻内涵，才能在不断变化的症状中把握病机变化轨迹，在治疗上做到不仅方证对应，而且方证病机与证候病机相合，才是辨治方证的较高境界！

我知道在临床上有很多辨方证的高手，在此，我真心地希望这些高手们都能站出来，分享自己的心得。人人都能分享一些自己的临证经验，就能让其他的医生更好的更准确的为患者治疗。

谈临证如何辨证处方

【医案 101】胡某，男，43 岁，乡镇干部。2018 年 9 月 20 日初诊。

主诉：阵发性眩晕 12 日。

症状：患者 12 日前在整理扶贫资料时突然头晕、目眩并伴头痛，恶心呕吐，医院经 MRI 检查诊断为 $C_{3\sim4}$、$C_{5\sim6}$ 椎间盘突出，后循环缺血，经颅多普勒检查示：脑动脉硬化伴右颈内和左椎动脉供血不足。住院治疗 5 日，除头晕稍有减轻外余无改变，遂出院请余治疗。现症见阵发性头晕目眩伴恶心、干呕，起坐转侧加重。头双侧痛，颈部强硬不舒、耳鸣，出汗。无恶寒发热，无口干口苦，食纳好，眠差多梦，大便溏，小便可，舌暗舌体胖大边有齿痕苔白滑，脉沉弦略数。血压150/98mmHg，心率每分钟82次。

辨析思路：该案患者是由于颈椎病压迫脊髓所造成的眩晕、头痛。根据头痛部位性质首先考虑有少阳中风证存在。患者以眩晕头痛为主症，少阳枢机不利，阴阳气机不得流畅，病邪郁聚上逆头目清窍，是谓少阳本证之表现。太阴饮邪上犯同样可以出现本案见证，为保证临床效果，在调整阴阳气机同时，也应温降寒饮，以求全功。基本方向既定，余下的便是结合所学去搜寻符合这一基本方向的方证了。

有关方证辨析依据如下。

《伤寒论》第99条：伤寒四五日，身热恶风，颈项强，胁下满，手足温而渴者，小柴胡汤主之。

《伤寒论》第265条：伤寒，脉弦细，头痛发热者，属少阳。小柴胡汤不仅治疗少阳表证，也可治疗这种外接近表、内接近里的半表半里的复杂证候。

《伤寒论》第67条：伤寒，若吐，若下后，心下逆满，气上冲胸，起则头眩，脉沉紧，发汗则动经，身为振振摇者，茯苓桂枝白术甘草汤主之。苓桂术甘汤方证病机为水饮上逆而虚寒不重。

本案眩晕较重，苓桂术甘汤主治因太阴中焦虚寒水饮上逆而见头目眩晕等证。

《金匮要略·痰饮咳嗽病脉证并治》曰：心下有支饮，其人苦冒眩，泽泻汤主之。

泽泻汤利水除饮，健脾制水。主治饮停心下，头目眩晕，胸中痞满，咳逆水肿。

六经辨证：少阳太阴合病。

病机：经气郁滞，枢机不利，水饮上逆，清窍失养。

处方：小柴胡汤、苓桂术甘汤合泽泻汤加葛根、川芎。柴胡4包，黄芩1包，党参2包，姜半夏2包，炙甘草2包，茯苓3包，白术1包，泽泻2包，葛根3包，生姜3包，大枣2包。7剂，开水冲泡，分2次服，每日1剂。

二诊：2018年9月28日。患者自诉方服至第3剂时眩晕每日最多发生1次，头痛消失，恶心、呕吐、耳鸣也未再出现，又恢复工作。7剂服完，眩晕也消失了。为巩固疗效，仍予原方加龟甲鹿角霜制成水蜜丸续服2个月。

该案有两组药对值得重视。一是一诊方中以川芎配葛根。这两味药作为引经药，引诸药直达病所，一走少阳肝胆，一走阳明脾胃，能缩短病程，提高疗效，同时重用川芎，也是借其芳香走窜之力达止痛之功。川芎是一味活血止痛药，性辛、温，归肝胆经，它的主要功效为活血、行气、止痛、祛风，被称为"血中之气药""妇科活血调经要药""治头痛之要药"，可上行头目、中开郁结、下行血海、旁达四肢。《本草纲目》提到葛根乃阳明经药，兼入脾经。《神农本草经》：消渴，身大热，呕吐，诸痹，起阴气，解诸毒。

二是二诊中的鹿角霜配龟甲。一补肾阳，一补肾阴，治病求本，阴阳平衡。盖颈椎之病变，实际就是骨的病变，本质上还是肾的阴阳失衡所致。

说说两个与小柴胡汤方证相关的问题。

第一，少阳本证是什么？

第二，判断少阳的关键——左关脉弦细。

病邪进入少阳后，郁而化热，如果脾胃不是太虚，少阳郁火便会循经上攻至头面五官诸窍，从而出现相应的头面部位的郁火证，这就称为少阳本证。也是少阳证的基本病机所在。

一说到少阳的脉象，学过中医诊断学的人都知道是弦脉。但弦在何处？弦的程度如何？可能大部分都不太了解。外感病左右手三部脉都见浮弦、浮紧，说明病在表。如果只出现左关脉弦而细，则病邪绝对是进入少阳了。之所以如此，是因为少阳胆郁所致，如不是新出现的左关脉细，则可能是素体的肝阴不足。一般来讲，少阳阳郁越重，其脉越弦紧，就会越沉、越细。所以伤寒起病，但见左关脉弦细就可判断出邪已入少阳。

【医案102】黄某，男，42岁，泥水匠。2017年8月16日初诊。

症状：双手、双脚脱皮瘙痒半年。患者半年前不明原因出现双手指、掌脱皮，逐渐双足出现水疱、脱皮，并伴瘙痒，渗黄色黏液。在某医院排除真菌感染，诊断为手足湿疹。经外用药（不详）时好时坏。现除上述症状外，尚见周身酸困，肘膝关节酸痛，小便黄，大便可。舌淡苔白披薄黄腻，脉濡。

从收集到的四诊资料看，可排除真菌感染，并能够明确诊断为手足湿疹。我们知道，临床上一般将湿疹分为急性、慢性两大类，我在以前的微课《湿疹证治》一文中提及：急性湿疹是以红斑、丘疹、水疱、糜烂渗液、瘙痒、结痂、反复发作为主要特征的皮肤病，将其分为热盛型急性湿疹和湿盛型急性湿疹；而慢性湿疹则是因失治误治所致的以皮肤瘙痒，脱屑、渗血为主的慢性虚损性疾病，其证型比急性期更复杂，治疗更棘手。

对于该案，我们只要结合舌脉及皮损的性质就基本能判断出是属于什么类型的湿疹。从四诊看，患者有明显的急性湿疹特征，从舌脉分析应该归属湿盛型湿疹范畴。搞清楚了这一点接下来就需要确定病机治则和选方了。那么该案的病机又是什么呢？很显然，湿热内蕴，复感风邪，郁于肌表经络就是该案的发病机制。与之对应的治则就该是清热利湿、祛风止痒、舒通经络。

治则：清热利湿，疏风止痒，舒筋活络。

处方：当归拈痛汤加减化裁。羌活1包，防风1包，升麻1包，葛根1包，白术1包，苍术1包，当归1包，黄芩1包，茵陈1包，猪苓1包，泽泻1包，亚麻子2包，白鲜皮1包，甘草1包，苦参1包。10剂。

二诊：服药后，关节疼痛消失，手足皮疹瘙痒好转，原方守服10剂，痊愈。

当归拈痛汤出自《医学启源》，别名拈痛汤，为祛湿剂，具有利湿清热、疏风止痛之功效。主治湿热相搏，外受风邪证。证型表现有遍身肢节烦痛，或肩背沉重，或脚气肿痛，脚膝生疮，舌苔白腻微黄，脉弦数。临床常用于治疗风湿性关节炎、类风湿关节炎属湿热内蕴而兼风湿表证者。

处方：羌活15g，防风15g，升麻6g，葛根10g，白术10g，苍术15g，当归身15g，人参10g，甘草10g，苦参（酒浸）6g，黄芩（炒）6g，知母（酒洗）15g，茵陈（酒炒）15g，猪苓15g，泽泻15g。

功能主治：湿热为病，肢节烦痛，肩背沉重，胸膈不利，遍身疼，下注于胫，肿痛不可忍。

本方所治证候乃因湿热内蕴，复感风邪，或风湿化热而致风、湿、热三邪合而为患，但以湿邪偏重为特点。风湿热邪留滞经脉，气血运行不畅，故遍身肢节烦痛；湿邪偏胜，其性重浊，故肩背沉重；湿热下注，故脚气肿痛、脚膝生疮；舌苔白腻微黄，脉弦数乃湿热内蕴之征。治疗宜以祛湿为主，辅以清热疏风止痛。方中重用羌活、茵陈为君，羌活辛散祛风，苦燥胜湿，且善通痹止痛；茵陈善能清热利湿，《本草拾遗》言其能"通关节，去滞热"。两药相合，共成祛湿疏风、清热止痛之功。臣以猪苓、泽泻利水渗湿；黄芩、苦参清热燥湿；防风、升麻、葛根解表疏风，分别从除湿、疏风、清热等方面助君药之力。佐以白术、苍术燥湿健脾，以运化水湿邪气；本证湿邪偏胜，所用诸除湿药性多苦燥，易伤及气血阴津，以人参、当归益气养血；知母清热养阴，能防诸苦燥药物伤阴，使祛邪不伤正。使以炙甘草调和诸药。

配伍特点：发散风湿与利湿清热相配，表里同治；苦燥渗利佐以补气养血，邪正兼顾。

运用：本方为治疗风湿热痹及湿热脚气属湿邪偏重之常用方。临床应用以肢节沉重肿痛，舌苔白腻微黄，脉数为辨证要点。

加减化裁：若脚膝肿甚，可加防己、木瓜以祛湿消肿。若身痛甚者，可加姜黄、海桐皮以活血通络止痛。湿脚气瘙痒甚加亚麻子、白鲜皮、徐长卿。溃疡加连翘。伴发热烦渴加石膏，并可加入相应的引经药。

【医案 103】曹某，女，51 岁。2020 年 8 月 30 日初诊。

主诉：颈部疼痛、低热 15 天。

症状：患者半个多月前因昼夜吹空调后感冒，喷嚏清涕声重，自购口服药 3 天症状消失，继则出现入夜低热，晨起热退，颈左侧疼痛，入某医院检查，诊断为甲亢，经静脉滴注、口服药物治疗 1 周症状无改善，遂转院治疗。因促甲状腺激素正常，碘甲腺氨酸钠甲状腺素升高，白细胞正常，中性粒细胞稍低，诊断为亚急性甲状腺炎。经抗炎，抗病毒治疗仍无好转，经人介绍来诊。现症：左侧甲状腺肿大，触压痛，入夜发热（37～38℃），晨起热退。咳嗽，心烦，心率加快（每分钟 90～120 次），口苦，出汗，月经周期可，量少色黑，3 天干净。大便 2～3 天 1 次，较硬，舌边尖红苔薄白，脉细弦。

辨病分析：第一，亚甲炎是什么性质的病？第二，亚甲炎的特点是什么？第三，现代医学如何治疗亚甲炎？

亚甲炎是继发于外感，由病毒侵犯甲状腺而导致的无菌性炎症病变。特点包含所有甲状腺疾病的特点，如心烦、出汗、心慌、饮食旺盛等，但疼痛是亚甲炎独有的特点。

中医辨证分析：第一，应该选择哪种辨证方法？六经八纲？脏腑经络？卫气营血？三焦辨证？第二，中医辨证的基本原则是什么？采用自己所熟知的辨证方法，有利于疾病的治疗，并可在传统辨证方法上创新。第三，中医六经辨证病位分析。发热、出汗、咳嗽、颈部触压痛属太阳证。心烦、大便 2～3 天 1 行，患处局部硬结属阳明证。口苦、反复有规律的夜热早退（寒热往来），脉细弦属少阳证。

病机：邪踞三阳，热毒炽盛。

治则：和解少阳，清热解毒，软坚散结。

处方：小柴胡汤加味。柴胡 3 包，黄芩 1 包，半夏 1 包，栀子 1 包，赤芍 1 包，夏枯草 2 包，浙贝母 1 包，桃仁 1 包，牡丹皮 1 包，牡蛎 1 包，海藻 1 包，连翘 1 包，青皮 1 包，蒲公英 2 包，紫花地丁 2 包，天葵子 1 包，甘草 2 包。开水冲泡，每日 1 剂分 2 次服。

二诊：2020 年 9 月 13 日，诉药服至第 5 剂低热消失，疼痛减轻，服至第 7 剂咳嗽消失，疼痛消失。10 剂后心率恢复至每分钟

68～80 次。舌胖大水滑苔白，脉滑，自觉无其他不适，为巩固疗效要求再诊。

对少阳病小柴胡汤的认识

临证三十余年来，小柴胡汤几乎每日必用。就此机会，与大家分享一下我对小柴胡汤的几点认识。说到小柴胡汤，不得不先说一下少阳病。

一、少阳病的病机特点

少阳，在伤寒六经辨证体系中，归属于三阳，介于太阳、阳明之间。具有主半表半里、司开阖的作用，为出入的枢纽。

少阳的生理功能主疏泄，一旦得病，就必然疏泄不利，所以我们治疗少阳病要抓住一个"郁"字。除疏郁外，还要抓一个"火"字。因为少阳内存相火，所藏阳气不卑不亢，却能蒸蒸日上，不断加热，因为少阳是二阳，一旦邪气郁遏了少阳相火，就会特别容易化火。而火热日久，物极必反，此时因为阳气的消耗又易虚而生寒。因此少阳病机的第一个特点便是易气郁、易化火、日久易虚而寒。同时少阳胆和三焦在感受邪气之后极易发生气机失调。胆与三焦是水火气机的通道，少阳受邪，三焦水道受阻，水邪内留，就必然会生痰、生饮、生水和生湿，反过来又会阻碍少阳气机，加重少阳的阳郁，因此第二个病机特点就是易生湿、生痰、生饮和生水。第三个特点是经腑同病且易伴发太阳、阳明、太阴和厥阴的气机不和。这一点，从《伤寒论》条文分布中亦可看出。第四个特点是易表易里。少阳或然证多达 7 个，涉及面广，表里、寒热、虚实、阴阳八纲均有所及。这也是我们在临床应用颇广的原因所在。

我们常说少阳枢机不利是少阳病病机，其实这是很笼统的，枢机不利充其量只是少阳病的一个病机特点的概括而已。我们知道，少阳病各种病理变化的本质最终关键都绕不开一个"郁"字，重点是少阳之气的枢机障碍、开阖受阻，进而气机郁结，疾病呈多样性，见证多，涉及甚广（因为气无处不在的）。由于邪阻、郁结，疏泄输布功能受到影响，出现化火热扰或横逆侵犯胃肠，引发诸如木郁、火郁、土郁、金郁、水郁、热郁、湿郁、痰郁、食郁、血瘀、阳郁等系列继发性的病理改变，累及五脏六腑。所以少阳真正的病机应该是邪阻、郁结、热扰和横逆，且存在逐渐加重、加深的过程。

二、小柴胡汤与少阳病的关系

我们在日常诊疗中，提到小柴胡汤就想到少阳病，把小柴胡汤当作少阳病的专方。可事实又是怎样的呢？

《伤寒论》中关于小柴胡的条文共有 19 条（37、96、97、98、99、100、101、103、104、144、148、149、229、230、231、266、267、379、394）。其中太阳篇 12 条，阳明篇 3 条，厥阴篇 1 条，阴阳易瘥后劳复篇 1 条，少阳篇仅 2 条。加上第 104 条少阳偏阳明的柴胡芒硝汤，第 107 条柴胡加龙骨牡蛎汤，第 146 条少阳偏太阳的柴胡桂枝汤，第 147 条少阳、太阴的柴胡桂枝干姜汤，第 165 条少阳偏阳明的大柴胡汤，第 318 条少阴的四逆散等，可以看出，小柴胡汤及其他柴胡剂并非少阳病专方，而是涉及到了伤寒六经的全过程，所治范围十分广泛。更从另一个侧面反映出少阳作为枢机不仅存在，且合理合法。

三、对"但见一证便是，不必悉具"的理解

《伤寒论》第101条：伤寒中风，有柴胡证，但见一证便是，不必悉具……历代医家的注解都是围绕着少阳病提纲证：口苦、咽干、目眩，以及四大主症：往来寒热、胸胁苦满、不欲饮食、心烦喜呕而展开，认为只要见到一两个这样的症状就是少阳病，就可用小柴胡汤。这是较片面的认识，上述表现仅仅是在疾病变化中独立存在的一个个症状，并非证或证候。我们如果见到口苦、咽干就用小柴胡汤会有效吗？口苦、咽干、目眩是少阳胆火肆虐所为，是一个实火证，是一组证候的反映。对于这么一种实火难道还需用人参、半夏、甘草、生姜、大枣之辛甘温补吗？这岂不犯了实实之戒了吗？徐灵胎在《伤寒论类方》中提出：小柴胡汤的功效是"上焦得通，津液得开，胃气因和……"这就是对小柴胡汤的最好注解。所以"但见一证"不能够认为是只见一个症状即可，而是在告诫后学治病应抓主证，主要的病机证候。少阳病如此，其他病也是这样。当然我这样说并非完全否定先辈的解释，有时主要的症状即代表一个证，像往来寒热，它就代表邪正交争的症候表现，所以临证时一定要活学活用，不可死于句下，禁锢了思维。

总之，小柴胡汤证，在伤寒六经辨证属少阳，但小柴胡汤并非少阳病专方。小柴胡汤证的病机为半表半里，寒热虚实夹杂。在三阳表证的病机变化中，它可以外达出表，亦可内陷入里。所以，它的两组主症，一为往来寒热，代表病在半表的病机反应；一为口苦、咽干、目眩（实即包括胸胁苦满、不欲饮食、心烦喜呕等肝胆火郁证），代表病在半里的病机反应。前者可视为少阳半表证，后者可视为少阳半里证。这些主证的出现，可以由太阳失

治、误治，亦可由阳明病转入。但无论其来路如何，总以邪在半表半里的病机、主症为临床特征，便可投以小柴胡汤治疗，使病邪透达于外，不致内陷入里。因此，小柴胡汤在外感热病所起的外达透邪、阻断病邪内陷的作用，是举足轻重的，其枢转之机也就不言而喻了。

四、小柴胡汤治杂病

从小柴胡汤主治半表半里、寒热虚实夹杂的功用，引申其治疗杂病，则更是天地宽广，通治诸病。例如心血管系、呼吸系、消化系，以及部分神经系病症，只要出现半表半里、寒热虚实夹杂的病机皆可以小柴胡汤化裁治疗。从宏观的病机看，例如以肝胆为中心，波及脾胃，影响肺气，累及心神，扰乱肝魂，困扰胃肠……凡兼表之虚证，兼里之实证，夹痰夹饮，气滞兼瘀等涉及的病种甚多。所以说，用小柴胡汤权宜应变，治疗杂病，效果是很好的。

小柴胡汤方药只七味，是由三组药对配合而成。其一，柴胡、黄芩为肝胆药，柴胡疏肝达外，黄芩清胆内泄；亦可视柴胡为少阳表药，黄芩为少阳里药，共奏疏肝泄胆之功。其二，人参（一般为党参）、半夏和甘草为脾胃之药，人参补益肺脾之气，半夏既能和胃又可顺气，协同柴胡内外兼治。关于这一点，陈常富老师在他的《小柴胡汤之半夏配伍新议》一文中阐述得很详细，大家可研读。甘草有调和诸药、甘守津回之意，三药共同起到调和脾胃的作用。其三，生姜、大枣。从其性味辛甘，具有透达、温养阳气的功用看，实在是调和营卫而达表的要药。用小柴胡汤治外感表证，姜、枣是不可少的。由此，亦可反证少阳表证内传的机制，证明太阳与少阳的比邻关系，和表里相传的反应。因此，无论是对外感热病还是内伤杂病，只要具有小柴胡病机表现就可应用小柴胡汤。

【医案 104】刘某，女，76 岁。2018 年 4 月 23 日初诊。

主诉：直肠癌低热 3 个月，高热 2 日。患者确诊为直肠癌，低热 3 个月余，2 日前开始恶寒发热，日 3～4 次，体温高达 40℃，伴口苦、口干、乏力、纳差，时耳鸣，大便 7 日未解，汗出较甚。舌质暗淡瘀斑，舌体胖苔白，脉细弱。予柴胡桂枝干姜汤。

处方：柴胡 20g，黄芩 10g，半夏 15g，桂枝 10g，干姜 6g，天花粉 15g，牡蛎 30g，炙甘草 6g，大枣 15g，西洋参 10g。7 剂。

服药 2 剂后，寒热反复消失，5 剂后体温正常，7 剂服完诸症悉除，予六君子汤合薏苡附子败酱散治其原发病。

小柴胡汤证在伤寒六经辨证属少阳。其病机为半表半里、寒热虚实夹杂。在三阳表证的病机变化中，它可以外达出表，亦可内陷入里。综观以上诸案，都有一个共同的特点，要么是治不如法，汗出太过，表邪内陷；要么是大病久病体虚外感。对于这类疾病都可用小柴胡汤或柴胡类方、合方以治。也许有人会问，误治失治用小柴胡汤可以理解，虚人外感为什么也可用？它毕竟是外感发热的症状，这不违反了急则治标的原则吗？关于这一点，四川名医江尔逊老先生有提过，他认为虚人外感的病因病机是"血弱气尽，腠理开，邪气因入，与正气相抟。"此时不可强发虚人之汗，免患虚虚之戒，而小柴胡汤作为强壮剂可以很好地扶助虚人正气，达到祛邪不伤正、扶正不留邪的目的，这也是扶正祛邪的具体表现。方中柴胡、黄芩、半夏旋转少阳枢机以达太阳之气，人参、甘草、干姜、大枣安中焦脾土，于稳妥平和之中具匡扶正气、领邪外出之功。其作用是任何其他方都难以替代的。

柴胡剂治疗发热性疾病的临床运用

发热性疾病在基层临床实践中十分多见。虽然治疗方法有很多，但也有相当一部分患者存在发热反复不退或汗出而热不解等情况，使病情得不到控制，进而加重了病情，也增加了治疗成本。

对这类发热的疾病有没有疗效确切的方法呢？

我们先看以下病案。

【医案 105】胡某，女，16 岁，学生。2018 年 9 月 6 日初诊。

主诉：高热反复不退 5 天。

症状：患者在校寄宿，因军训后受凉发病。初起头痛，身痛，呕吐，发热达 39.5℃，在校医务室静脉滴注，口服退热药后汗出热退，4～6 小时后复又畏寒发热，如此反复 5 天，今由家长陪同来诊。刻诊：发热 39.8℃，畏冷，伴口干，浑身无力，不欲饮食，恶心，咽红不痛，头颈部自觉有绷紧感，二便尚可。舌淡红苔薄黄腻，脉浮弦。

辨证：邪踞少阳。

治则：和解枢机，透邪出表。

处方：小柴胡汤加葛根。柴胡 30g，黄芩 15g，葛根 30g，法半夏 10g，炙甘草 6g，大枣 15g，生姜 10g，党参 20g。2 剂。

当天服完 1 剂，体温 37.8℃，电话咨询后第 2 天尽剂，未再发热，诸症消失，返校。

【医案 106】王某，女，46 岁，药剂员。2018 年 9 月 18 日初诊。

主诉：感冒高热 1 周。患者感冒后自服感冒灵颗粒及布洛芬，服药后汗出热退，2～3 小时后复又恶寒发热，如此反复 7 天，遂往某医院住院治疗，彩超、心电图检查正常，白细胞 13.11×10^9/L，尿检：白细胞（++），上皮细胞（+），霉菌 0～3。以尿道感染收住院，予消炎、对症支持疗法 2 天，高热不退，汗出淋漓，口渴，呕吐，头痛，舌红干苔根黄腻。家属要求中药治疗，主治医师电话告知患者病情。

辨证：少阳阳明合并。

处方：小柴胡汤合白虎汤。柴胡 20g，黄芩 15g，半夏 10g，连翘 15g，知母 15g，石膏 60g，炙甘草 6g，大枣 15g，西洋参 10g。当晚分 2 次服完。第 2 天留观 1 天未再发热。

案 106、案 107 两位患者都因滥用感冒药，发汗过甚，风寒之邪未罢，热甚耗气伤津，人为造成表未解，人先虚的这一病理反应。其结果是就打乱了表里传变的正常秩序，使之表里不清，寒热夹杂，虚实并存。此时，如能正确运用小柴胡汤的调和作用，切中病机，可以转败为胜。不然，则酿成仲景所谓的"坏病"，病机变化多端，治疗的难度就非常大。柴胡白虎汤即小柴胡汤加石膏、知母而成方。从药物组成看，应是少阳阳明同病。临床上四时感冒，汗出热不减，既有少阳往来寒热，又有阳明热盛，口渴饮水，用本方内外兼治，颇合病机。当然也有酿成三阳合病的，古人有柴葛解肌汤符合病机，与柴胡白虎汤相比，可谓是异曲同工。杂病如结核性发热、肿瘤发热、胆道感染发热等均可选用本方。

特异性水肿治验一例

【医案 107】王某，女，42 岁。2017 年 6 月 18 日初诊。

主诉：四肢肿胀 3 年余。

症状：患者 3 年前因琐事与家人吵架后渐至四肢腕踝关节以下肿胀，经多家医院检查未发现实质性病变。每因劳累受气或月经来时加重，中西药久治不效。现症见四肢腕踝关节以下肿胀，按之凹陷随手而起，月经量偏少、色红，周期正常，白带无异常，乏力，饮食、二便正常，舌淡红苔薄白，脉沉滑。

在临床中，我们经常碰到水肿的患者。其中有一种水肿患者治疗起来棘手。这类患者病程都很长，时轻时重，反复性大，经年不消肿，其水肿常以四肢明显，手按有坑，却又随手而起。患者手指常难以握拳，甚至穿鞋也很困难。在早晨或夜晚减轻，劳累、生气或经期加重，已婚女性多见。医院检查无实质性病变。民间有句谚语："一肿一消，黄土一堆"，患者因此感到恐惧。

对水肿的治疗，我们一般多从肺、脾、肾三脏入手。因为这三脏主管人体水液的调节。肺宣通水道，脾运化水湿，肾蒸腾气化。也就是说，水肿一症，"其本在肾，其标在肺，其制在脾"。古训昭昭，很少有人敢越雷池半步。然而世界之大，有常有变，矛盾既有其普遍性，也必定有其特殊性。

上面这个案例，就是一种特异性的水肿。它很难从肺、脾、肾三脏失司去解释。

我们难道就没有对付这种疾病的方法了吗？

有！只要我们静下心来，重温一下中医基础理论就能找到克敌制胜的法宝。

人体气的运行，固然离不开肺、脾、肾，但若没有肝的疏泄参与其中，也是不行的。肝主疏泄，疏泄得当，气机流畅，水道通利，水液随之上下升降。反之气机郁结，水也可能因之滞留。故肝气的疏泄关系着气的运行、水的流止。

再回到上面的案例。患者病发吵架以后，心中气郁自不待言，而肝喜条达恶抑郁，正说明这个患者主病在肝，受病在脾。其病机乃肝郁气滞，妨碍了水液的正常分布，治疗应从肝论。临床中疏肝理气的方剂不少，常用的有柴胡疏肝散、四逆散等。但四逆散为透解郁热，调和肝脾。柴胡疏肝散疏肝行气、活血止痛，验之临床，其效平平。

直到有幸拜读到彭坚老师的《我是铁杆中医》一书才找到治疗这类疾病的高效方。作为医师，我认为是要多读书、读好书，这对临床有益。

对于这类特异性水肿，首选天仙藤散治疗，效果独特。

我们先看看天仙藤散这个方子。该方出自《妇人大全良方》，由天仙藤、香附、陈皮、乌药、甘草、木瓜、生姜、紫苏叶组成。主治妊娠胎水肿满。全方 8 味药，天仙藤活血通络，利水消肿为君；香附、陈皮、乌药、紫苏理气行气为臣；木瓜舒筋活络为佐，生姜、甘草和脾散水为使。全方药味平平，很不起眼，却能共奏利小便、通气脉、消肿除胀之功，是治疗特异性水肿的高效方。

处方：天仙藤 30g，香附 15g，陈皮 10g，乌药 15g，木瓜 10g，生姜 10g，紫苏叶 6g，甘草 6g，威灵仙 10g，泽兰 20g。7 剂。

二诊：2017 年 6 月 26 日，诉服药 3 剂后肿胀已消大半，7 剂服完，四肢恢复如常。兴奋之情溢于言表。在处方后的闲聊中她提出一个疑问说，为什么以前不管是服用何药，小便特别多却不见消肿，可这次服药，小便并未增加多少，只是放屁多了，肿却不见了？在临床上，我们经常会遇到患者提问的情况，所以我们医生不仅要知其然，更要知其所以然。我说你这个问题问得好，水去往何处？其实这个肿，不是水，是气，是气肿。祸首便是肝气。肝气疏通了，肿也就没了。所以临床不能一见水肿就使用利尿药消肿，而是要仔细辨证，找出肿发原因，对症处治，才会收到良好效果。

最后告诉大家一个鉴别水肿与气肿的简单方法：水肿皮肤光亮，气肿肤色如常；水肿按之没指，不易复起，气肿随按随起，恢复很快。

半夏泻心汤的应用体会

半夏泻心汤是临床一张常用方剂。因其药味少，疗效确切，倍受医者青睐。我自临证以来，用之颇多，每有效验，今鄙怀浅陋，就其临证所思所得做一分享，权当抛砖。

【医案108】杨某，女，72岁。2018年3月26日初诊。

主诉：胃脘饱胀3年，加重月余。

症状：患者3年来上腹部饱胀，吐酸水，半声咳嗽等，屡治不效。现上脘饱胀，按之柔软，偶感轻压痛，吐酸水，咳嗽阵作痰少，神疲纳呆，多食则胀甚，不可进冷食，食则肠鸣腹泻，口干不苦，心烦眠差，舌淡苔薄黄，脉细弦。

处方：半夏泻心汤合枳术汤加海螵蛸。半夏2包，黄连2包，黄芩1包，干姜2包，西洋参2包，炙甘草2包，大枣2包，枳实1包，白术1包，海螵蛸1包。10剂。

服用后症状大有改善。二诊守方迭进10剂。

按：患者中脘饱胀，食后胀甚，为脾胃气虚不能运化的表现。

因虚致寒，故食冷则腹泻肠鸣。中焦气机不舒，郁而化热故见口干心烦。热扰心神，神明失守故眠差。中虚水停，水饮射肺而咳嗽。脾虚不能升清而神疲，清气趋下而便稀溏。合而观之，证属寒热错杂，水饮、食积于中焦而成痞满之证，故用此合方调其寒热，畅其升降，寒祛热除，顽疾遂安。

【医案 109】胡某，男，53 岁。2018 年 3 月 2 日初诊。

主诉：胆囊炎胆石症术后 1 月。

症状：现心下痞满，不思饮食，恶心呕吐，肠鸣腹泻日 4 次左右，形体消瘦，面色萎黄，双下肢轻度水肿，倦怠乏力，失眠，潮热，舌淡红苔薄黄腻，脉沉细。

处方：半夏泻心汤加味。半夏 30g，黄连 6g，黄芩 10g，干姜 10g，党参 30g，茯苓 15g，炒白术 30g，炙甘草 6g，大枣 5 枚，7 剂。

二诊诸症减轻，原方合当归补血汤守服 14 剂，诸症消失。

按：脾主运化，脾失健运则不思饮食，心下痞满。脾胃为气血生化之源，脾虚则源不足，更因术中失血，血虚则肌肤失养而形体消瘦，面色萎黄。阴不制阳而潮热，失眠。脾虚中枢失司，故在上见恶心呕吐，在下见肠鸣泄泻。此证寒热错杂，治宜健脾燥湿、平调寒热，散结除痞。方证对应，取效甚捷。

【医案 110】谢某，女，48 岁。2017 年 8 月 20 日初诊。

症状：患者 1 年前患肝硬化早期，服用药物及中成药治疗，效果不明显。腹部胀满，大便常 1 周难有 1 次，时干时溏或前干后溏，黏而不爽。现症见腹部胀满，时感压痛，口苦不干，心烦，嗳气，肝大二指，剑突下硬，轻压痛，上腹部胀满，小便可，大便 7 天未行，舌体胖大苔黄腻，脉弦滑。

处方：半夏泻心汤加苍术 30g。

共服 20 剂，症状改善。

按：本案系肝硬化早期，肝气犯胃，脾胃亏虚，湿阻中焦，气机失调，水热互结而诸症丛生。该案便秘的病机由水热互结，湿碍气机，升降失常所致，这是此案的特点，也是难点。一般认为半夏泻心汤证是呕、下利、痞三症具备，殊不知，中医学讲究的是方证病机相应，有是证用是药，效果彰然。

半夏泻心汤见于《伤寒论》第 149 条：伤寒五六日，呕而发热者，柴胡证具，而以他药下之，柴胡证仍在者，复与柴胡汤。此虽下之，不为逆，必蒸蒸而振，却发汗而解。若心下满而硬痛者，此为结胸也，大陷胸主之。但满而不痛者，此为痞，柴胡不中与之，宜半夏泻心汤。《金匮要略·呕吐下利病脉证并治》亦云：呕而肠鸣，心下痞者，半夏泻心汤主之。

显而易见，两个条文表达的意思是相同的。道出了半夏泻心汤的基本病机。只是在《伤寒论》条文中是在少阳证误治基础上论述的，使用了省略文法而已。同时，伤寒论的条文对小柴胡汤、大陷胸汤和半夏泻心汤三个方剂作了极为详细的鉴别。层次清楚，条分缕析，意义非凡。两个条文都提到了一个"痞"字，揭示了半夏泻心汤的应用范围。

那么到底什么是"痞"？我认为，痞应该是患者的一个自觉症状，它的基本特征可用 12 个字加以概括：外无形迹，内无疼痛，自觉胀满（引自毛进军教授）。当然，这仅仅是相对而言。事实上有满、有胀，总因气机升降的失调，就会有痛的感觉出现，只是程度相对较轻，没有硬满痛或大实痛那样急迫剧烈而已。同样，下利也是相对的，就如五苓散证的"渴而少便不利"中的不利，不仅仅指尿少，尿多也视为不利，同样可用五苓散处治。这里的下利与便秘的病机是相同的，故亦可用相同方法去处理。这便是临床与理论的区别，有些理论只有通过临床的验证才可升华，才能彰显它的无穷魅力。

半夏泻心汤是由半夏、黄芩、干姜、人参、黄连、甘草、大枣七味药组成。方中重用半夏和胃降逆止呕为君；黄连、黄芩苦寒泄热，干姜、半夏辛温散寒，寒热并用，辛开苦降；更佐人参、大枣、甘草补脾胃之虚，共达调补中焦脾胃升降之功。该方实质上就是小柴胡汤化裁而来的。痞乃少阳误治导致中焦气机失调，水热互结，疾病进展至此阶段，自然不会再有半表的存在了，因此去解表之柴胡、生姜，而加入寒热平调之黄连、干姜，变和解少阳为调和肠胃之剂。这样，为后世医家扩大其应用范围提供了依据。因此，该方在急慢性胃肠炎、结肠炎、肠易激综合征、慢性肝炎、早期肝硬化、胆囊疾患方面应用十分广泛。

通过多年临证检验，我认为应用好半夏泻心汤必须掌握好四个辨证要点。一是虚，脾气虚，胃阳不足可见乏力倦怠，便溏泄泻或便秘；二是实，气机升降失常而出现的胃脘痞满或胀满；三是寒，因胃阳不足而见的恶食生冷，脘腹冷痛；四是热，脾虚运纳不健，食积化热或寒湿水饮郁而化热而出现的口舌生疮，口干口苦，烦躁失眠等。只有具备了寒热错杂、虚实互见，病位在中焦这些病理机制，才是应用好该方的关键。

越婢汤及其类方证治特点初探

《金匮要略·水气病脉证并治》云：风水，恶风，一身悉肿，脉浮不渴，续自汗出，无大热者，越婢汤主之。其方剂组成为麻黄六两、石膏半斤、生姜三两、大枣十五枚、甘草二两。本方特点是麻黄与石膏、麻黄与生姜的配伍。麻黄用量较麻杏石甘汤之麻黄多了二两，一是为增强宣发肺气的作用；二是为通调水道，与生姜相伍共凑发越肌表之水湿、发汗利水之功。"脉浮不渴，续自汗出，无大热者"是该方的眼目。也就是说其症并非阳明之大热，而是郁热在里。

谈到越婢汤就不得不说说麻杏石甘汤和大青龙汤。

麻杏石甘汤和大青龙均出自《伤寒论》。麻杏石甘汤由麻黄去节，四两；杏仁去皮尖，五十个；甘草炙，二两；石膏碎，绵裹，半斤；上四味，以水七升，煮麻黄减二升，去上沫，内诸药，煮取二升，去滓，温服一升。此是由麻黄汤去桂加石膏而成，石膏倍于麻黄，麻黄是四两，石膏是半斤。在一般用量里，这个用量是比以前讲的几个方用量都大的，如此配伍能治汗出而喘，但谁为君药，为什么又这么排列？肺热如何来治？这些问题首先要看肺热是从哪来的，肺热是外邪，从伤寒上的肺热来说，它是风寒郁而发热，因为它所伤首先是寒邪；从现代临床上来说，它可以由风寒郁而化热，也可以直接由风热、温热引起。因此既然是外来之邪，还得从外而解。且邪在肺，肺与皮毛相合，还得出表通过肌表来散除它。散肺邪的专药还是麻黄，因此麻黄是首位。因为气逆而甚，所以在用麻黄的时候，不能离开杏仁，杏仁既宣肺散邪又可降肺平喘，所以这两味药分别作为君、臣，用在这里是相须相使的作用。可是麻黄跟杏仁都是温药，那如何能够治疗肺热呢？所以在这样的情况下不得不用大于麻黄的石膏。因为石膏的特点是辛、甘、大寒，属于阳明经药，是肺、胃二经，而不是肺经药，按次序来说它是胃经、肺经药，以清热为主。石膏的清热跟其他药有所区别的地方是除了甘味以外，还有辛味，所以清而能透。如此一来变辛温为辛凉清肺之剂。该方重在清宣肺热，不在发汗，主治肺热实喘证。适用于外感风邪，身热不解，咳逆气急鼻煽，口渴，有汗或无汗，舌苔薄白或黄，脉滑而数者。

大青龙汤由麻黄汤倍麻黄、甘草减杏仁量加石膏、姜、枣而成。之所以倍用麻黄，其意在解表发汗以祛邪，入石膏以清热除烦，麻、石相配发汗而不峻汗，既解表又泄邪，寒热躁烦并除，适用于风寒表实重证而兼里郁热甚。辨证眼目在无汗、高热、身痛、烦躁等证。越婢加术汤出自《金匮要略·水气病脉证并治》。一治"肉极，热则身体津脱，腠理开，汗大泄，历风气，下焦脚弱。"一治"里水"。是由麻黄六两、石膏半斤、生姜三两、甘草二两、大枣十五枚、白术四两组成。

《金匮要略方义》：本方乃越婢汤加白术而成。白术乃脾家正药，健脾化湿是其专长，与麻黄相伍，能外散内利，祛一身皮里之水。本方治证，乃脾气素虚，湿从内生复感外风，风水相搏，发为水肿之病。方以越婢汤发散其表，白术治其里，使风邪从皮毛而散，水湿从小便而利。二者配合，表里双解，表和里通，诸症得除。

越婢加术汤药仅六味，不仅配伍严谨，性味也很是考究。用甘草、大枣之味甘温以入中土；用石膏、生姜气之寒热以和阴阳；用麻、姜之性之走散而发越水气、通行水道。可谓匠心独具，精妙绝伦。麻黄不仅发汗以消肿，同时又因其能宣通肺气、通调水道而有利尿之能。配以白术燥湿健脾利水，生姜之温而化饮，共同作用于已失调的水液代谢，可见该方的消水肿功能完全是通过发汗与利尿的双重作用实现的。这样的组合不能不让人惊叹！而用该方治疗湿疹疥疮则完全是通过其相同病机推理而来，属临床的拓展应用，是中医学治疗疾病的一大特色。

刘方柏老师将越婢加术汤的一些应用指征归纳为以下 5 点。

1.病程相对不太久的水肿。

2.水肿是以头面为主者。

3.大汗以后感受风邪而致之脚软无力者。

4.感受风寒湿邪，周身酸痛，恶寒无汗，刚要化热之时。

5.皮肤病瘙痒溃破流水或起疮疹而渴者。

以上 5 个指征，只要见其中之一者即可应用，实在是对经方拓展应用的一个典范。

此外还有越婢加半夏汤，该方出自《金匮要略》第 13 条：咳而上气，此为肺胀。其人喘，目如脱状，脉浮大者，越婢加半夏汤主之。由越婢汤加半升半夏而成，是治疗肺胀的一首方剂。肺胀就是肺中气逆而胀，由于肺胀满、气逆，所以表现为咳嗽、喘、胸满。它这个胸满到什么程度呢？就是眼睛也觉得胀，书上写的是"目如脱状"，实际上就是眼睛胀得很厉害，好像要往下掉似的，这就说明里面的气往上顶得很厉害。所以这种情况加半夏降逆、祛痰，着重的是降逆，与小青龙汤中所用半夏化饮有所不同。因内有肺热气逆，故与麻、石相伍为用。

胃病辨治十二法

胃居中焦，乃仓廪之官，主腐熟水谷，为后天之本，气血生化之源。与脾相表里，与肝密切相关。胃气以下降为顺，和脾气的升清共同构成中焦气的平衡，以保持其正常的生理功能。治病需时时顾护胃气，人有胃气则生，无胃气则死。凡寒、湿、热、痰、食积、气滞、血瘀、情志、虚损等因素均可影响胃的生理功能而致病。

胃病的发生，与肝脾颇为密切。肝得疏泄，则脾（升）运、胃（降）和；肝失疏泄，则脾壅胃塞，此谓木（肝）土（脾胃）不和。脾胃互为表里，脾不运化，不能为胃行其津液，必影响胃主纳谷和腐熟水谷的功能；脾气不升，气机阻滞，必碍胃通降浊气的功能；脾喜燥恶湿，胃喜润恶燥，脾在脏属阴，胃在腑属阳，一阴一阳，相互为用，相互制约，维系相对的平衡，以行消运之能事。如湿盛伤脾阳，燥盛伤胃阴，均可以破坏这相对平衡而罹病。故施治胃病常依辨证而肝胃同治或脾胃同治，以冀肝疏、脾运、胃和，则胃病自除。最近几年我开始试着从胡老的六经八纲理论去指导胃病的临床，发现胃病在六经中虽属阳明，但虚证、寒证多，实证、热证少。合病、并病多，单属阳明的少。究其原因主要是胃病症状多变、证型复杂、辨证困难；寒热错杂、虚实夹杂、反复难治。正因如此，在辨证施治时务求把握主症，辨证求因，审因施治。我根据三十多年的临证，做了一次小结，与各位同道分享。不足之处，望与斧正。

一、疏肝理气法

此法适用于肝郁气滞、横逆犯胃之肝胃不和。

症见胃脘痛胀，引及胁肋，胸闷嗳气，每因气恼而加重，舌苔薄白，脉弦。

可用四逆散、金铃子散加味。柴胡、白芍、枳实（或枳壳）、紫苏梗、木香、砂仁、川楝子、延胡索、甘草。泛酸嘈杂，加煅瓦楞子；恶心呕吐，加半夏。

二、理气和胃法

此法适用于中焦气滞，胃失和降。

症见脘腹胀痛，脘痞塞，嗳气频，矢气觉舒，苔白腻，脉滑或细缓。本型临床亦常见，因其苔腻脉滑，知胃中有湿，故予行气祛湿同施。

可用香砂二陈汤加味。木香、砂仁、白蔻仁、陈皮、半夏、茯苓、藿香、紫苏梗、甘草。泛酸、嘈杂加煅瓦楞子、煅蛤壳；恶心呕吐加生姜。

三、消食和中法

此法适用于食停气滞，胃失降和。

症见胃脘胀痛拒按，呕恶厌食，嗳腐吞酸，或腹痛欲泻，泻后痛减，苔腻，脉滑。

可用保和丸加减。陈皮、连翘、半夏、茯苓、藿香、佩兰、厚朴、白蔻仁、神曲、山楂、莱菔子、白芍。积蕴化热，加黄芩；大便滞下，加槟榔。本方以山楂为君，消一切饮食之积，尤善消肉食之积，该方证中的腹痛欲泻，泻后痛减是因食积而致胃气阻滞所为，应与土虚木乘之脾虚肝郁引起的泻必腹痛、泻后痛缓的痛泻要方相鉴别。该方证脉左弦而右缓，弦主肝郁，缓主脾虚。

四、温胃散寒法

此法适用于寒凝气滞，胃失降和。

症见受凉则胃痛，喜温熨，热饮觉舒，肢冷形寒，泛吐清涎，肠鸣腹胀，苔薄白，脉沉迟。该型以年轻人多见，与饮食生冷有关，早期属实，日久失治极易转化为虚证的理中汤证。

可用良附丸加味。高良姜、香附、吴茱萸、甘松、桂枝、白芍、甘草、神曲、煅瓦楞子。

五、清化湿热法

此法适用于湿热阻中，脾胃不和。

症见脘腹胀痛，便溏不爽，口苦，纳差，嘈杂吐酸，肠鸣矢气，苔黄腻，脉滑数。

可用香砂平胃丸合香连丸加味。木香、砂仁、苍术、陈皮、厚朴、黄连、蒲公英、甘草。恶心呕吐，加半夏、竹茹；嘈杂吐酸，加煅瓦楞子。亦可用半夏泻心汤。临床中我亦常选用彭坚经验方：三合清中汤。该方是以小陷胸汤、统治方之清中汤、越鞠丸合方去姜、枣加枳实而成（黄连、栀子、瓜蒌皮、半夏、枳实、陈皮、茯苓、草豆蔻、川芎、香附、神曲、苍术、干姜、甘草）。

六、疏肝清胃与滋养胃阴合用法

此法适用于肝郁化热，热邪犯胃之肝胃不和；或由于郁火劫阴，胃失滋润之肝胃不和。

症见胃脘灼热疼痛，胸膈痞闷，心烦易怒，嗳气，嘈杂，泛酸，口干，口苦，或口渴欲饮，大便燥结，苔黄或黄腻，舌质红少津。该型本质是肝郁化热，横逆犯胃，由于郁火极易劫伤阴津，出现胃阴不足见证，故临床多在疏肝清胃同时配伍滋养胃阴之品。

可用四逆散、金铃子散合左金丸加味。柴胡、白芍、枳实、甘草、川楝子、延胡、吴茱萸、黄连、蒲公英、白及、煅瓦楞子。恶心呕吐，加竹茹、半夏；热邪伤阴，加玉竹、石斛。偏于阴虚者，亦可用一贯煎加味治之。

七、活血化瘀法

此法适用于气滞血瘀，"久病入络"。

症见胃脘痛重胀轻，痛如针刺，痛位不移，拒按，嘈杂，泛酸，或呕血，黑便，或脘痛彻背，或脘痛引胁，舌质暗紫或有瘀点、瘀斑。

用失笑散和金铃子散加味（炒蒲黄9g，炒灵脂9g，川楝子12g，制延胡索9g，炙刺猬皮12g，煅瓦楞子30g，白及15g，九香虫9g，甘草9g，制乳没各9g，蒲公英30g），常获显效。急性出血，予清胃泻火止血，可用白及、大黄等量研粉，6～9g，每日3次，此方屡用屡验。

八、温补建中法

此法适用于脾胃虚寒，中阳不振。

症见胃脘隐隐作痛，缠绵日久，喜温喜按，饿时痛增，得食痛减，泛吐清涎，畏寒肢冷，神疲乏力，大便溏薄，舌质淡，脉细弱。

可用黄芪建中汤合理中汤加味。黄芪、党参、白术、桂枝、白芍、干姜、炙甘草、大枣。腹中辘辘有声；苔白滑者，加茯苓、半夏、陈皮；气不摄血而呕血、黑便伴气短、乏力、脉细弱者，重用黄芪、党参，去桂枝、干姜，加炮姜、白及、乌贼骨。

九、健脾理气法

此法适用于脾虚气滞，胃失和降。

症见脘腹胀痛，嗳气，食少，便溏，舌质淡，脉细弱。

可用香砂六君子汤加味。党参、白术、茯苓、陈皮、半夏、木香、砂仁、紫苏梗、甘草。嘈杂、泛酸，加煅瓦楞子；纳差，加消导药；舌苔白厚腻，加藿香、佩兰。

十、养阴滋胃法

此法适用于胃阴不足，胃失滋养。

症见胃中灼热，隐隐作痛，口干舌燥，或渴欲饮水，或手足心热，头昏乏力，舌质红干，或舌苔中剥，脉细数。

可用叶氏养胃汤加减。北沙参、麦冬、石斛、玉竹、白扁豆、粳米、陈皮、蒲公英、白及、甘草。嗳气，加紫苏梗；胃胀合枳实消痞丸；嘈杂泛酸，加瓦楞子；萎缩性胃炎及前期患者，以胃阴亏虚者居多，常胃酸缺乏、食欲不振，可加乌梅，山楂、木瓜、白芍等酸味药。乌梅以敛阴生津为长，同时对胃内息肉有抑制作用；山楂以消食助运为长，可用于食少腹胀，脘腹胀痛，又能化瘀消脂；白芍养阴缓急，又能解除平滑肌痉挛；芍药甘草汤对呃逆有很好的作用。

十一、投石问路法

此法适合寒热症状特点不太明显，临床无寒热虚实可辨，可用焦树德经验方"三合/四合汤"（高良姜、香附、百合、乌药、丹参、檀香、砂仁）。三合汤即良附丸、百合乌药汤、丹参饮三个古方合在一起，其中良附丸理气散寒，利三焦，解六郁；百合乌药汤清泄肺胃郁气，温散胃经逆气；丹参饮行气调中，和胃醒脾，对久治难愈，气滞血瘀，正气渐衰之胃脘痛，不仅能活血定痛，且能养血益肾，醒脾调胃。如病程较长，或见舌上有瘀斑舌下络脉青紫，胃脘处疼痛固定不移，可合失笑散（五灵脂、蒲黄）名四合汤。该方药性平和，可作为久治不愈型胃痛的统治方、问路方。

十二、辛开苦降法

此法为寒热平调，散结除痞，适于寒热互结之胃脘痞胀，但满不痛，或呕吐，肠鸣下利，苔腻而黄。方用半夏泻心汤辛开苦降。若虚痞，日下利数十行，完谷不化，腹中雷鸣，干呕，心烦不安，可予甘草泻心汤。若水热互结之胃胀，症见心下痞硬，干噫食臭，腹中雷鸣下利，可用生姜泻心汤和胃消痞，宣散水气。

关于胃病的讨论和体会

一、对胃病临床表现的认识

1. 胃脘灼热：此为阳明郁热或胃火上冲而为，多由情志不畅，肝气郁结，气有余便是火，从而出现热邪犯胃。治宜辛开苦降，疏泄肝热。

2. 恶心作呕：湿阻中焦，胃失和降，湿浊夹胃气上逆，出现恶心、呕吐。治宜芳香化湿。一般于辨证方中加藿香、佩兰、草豆蔻。

3. 泛吐酸水：这一症状在胃痛阶段多见。可用瓦楞子制酸。

4. 大便秘结：阳明之为病，胃家实是也。大便秘结，实际上就是阳明实火伤津。通治之法理应是承气辈泻下，但我于临床若非必须，一般不轻易使用峻下之剂。《黄帝内经》：五脏六腑皆禀气于胃。记得刘炳凡老先生曾说过一句话：王道无近功，坚持自有益。意即治病应时时顾护胃气，不可一味攻伐，急功近利。因此如果在系列症候中出现便秘，一般用虎杖代之。而对虚证则以何首乌、决明子润肠通便，寓补虚于通腑之中。

5. 大便稀溏：脾胃互为表里，脾主运化，若脾虚则不能运化精微，中阳不运则清浊不分，大便溏泻，此多为太阴里虚寒，可重用炒白术补气健脾助运。

6. 吐血便血：胃病吐血便血，胃热居多，止血为当务之急，可于辨证方中加白及、三七收敛止血，便血用仙鹤草、地榆。

7. 形寒肢冷：阳气虚弱，无力温煦，常表现为四肢不温、形寒肢冷、喜揉按，提示病人少阴阶段，可予附子理中丸。同时用艾叶、附子煎水泡脚，使内外阳气融于一体。

8. 食后腹胀：气滞胃阻，胃气不和，则胃脘痞满，宜消食化积，多以焦三仙（焦麦芽、焦山楂、焦神曲）、鸡矢藤加入，效佳。

二、关于蒲公英的使用

《本草新编》谓蒲公英至贱而有大功，惜世人不知用之，蒲公英泻火之药，但其气甚平，既能泻火又不损土，可久服而无碍。蒲公英虽非各经之药，但各经之火，见蒲公英而尽去。此药乃清补两兼的平和之品。对于急慢性胃病常加入 30～60g，有协同增效作用。

三、胃病证型分析

1. 胃病属肝胃不和者，大体有肝郁气滞犯胃、肝郁化火灼胃、郁火劫耗胃阴三种证型。

肝郁气滞又可招致血瘀、湿阻。故肝郁是胃病发生、发展的一个重要因素。取疏肝理气法时，当洞察有无郁热、阴伤、血瘀、湿阻等证，尽早兼图，可阻止或抑制病情发展，利于疾病向愈。肝郁气滞多可影响脾胃的消运，取疏肝理气时，宜兼理中焦气滞，鉴于气行则脾运，气降则胃和，脾运胃和又利于肝气疏泄，故可起协同作用而增效。

2. 胃属腑为阳，喜润恶燥，若嗜食辛炙厚味，嗜酒过度，或施燥药过度，或肝郁化火，湿蕴化热，热病阳盛，或过劳身心、虚火内扰，或频繁呕吐，过汗，过下，均可损耗胃阴。大凡胃阴不足，火毒内炽，湿热内扰，均可影响胃的生理功能而罹病。阴虚、胃热之胃病，临床屡见不鲜，不能忽视。近年来，我发现胃窦炎属胃热阴虚者居多，施治当注意清胃、滋胃。清胃可选用蒲公英、紫花地丁等，滋胃可用玉竹、石斛等，并配以白及、煅瓦楞子消肿生肌、收敛制酸，以保护病灶，促进病灶的修复，常可获得显著、稳定的疗效。

3. 血瘀证虽可单独存在，然多依附于其他证型，故宜注意兼治。如专事活血化瘀，难免顾此失彼，甚至徒伤正气，也不一定能达到益损、祛瘀、愈病的目的。

4. 由于生活节奏的加快，居住环境的改善，饮食的多样化等，虚寒性胃病日渐增多，而且以青少年居多。

四、治疗胃病的经验方

1. 白及、血竭、三七等份研末对十二指肠溃疡、胃溃疡、复合性溃疡有良效。

2. 乌药、蒲公英、枳实置猪肚内扎口蒸熟吃猪肚喝汤，将药物晒干研末对浅表性胃炎、复发性溃疡效果不错。

3. 用芭蕉花苞蒸猪肚，食用对预防胃病复发有一定作用。

如何学好《伤寒论》

近几年来，随着国家对中医的重视，广大中医人掀起了一股"读经典，做临床"的热潮。大江南北，各种经方培训班方兴未艾，参与学习者个个痴迷，学习时似乎都明白，但在临证运用时却又莫衷一是。初出者由于基础不牢，加之中医典籍成书年代久远，文字简洁，语法独特，读起来枯燥无味，晦涩难懂，大多望而却步。作为一名基层中医，一名中医经典的学习者和实践者，我将从自己切身体会与各位谈谈到底要如何才能学好《伤寒论》，以期抛砖引玉，不妥之处，望斧正。

一、浅谈学习历程

我从 1987 年开始跟师学徒，属绝对的草根中医。进师第一天，师父交给我的第一本书便是油印本《伤寒论》。他交代的第一句话便是："尽快背下来，不懂的就问。"我的老师是湖南省中医进修学校（湖南中医药大学前身）第一届毕业生，湖南省名中医，湘西金矿职工医院退休医师谢金初。他当时在家侍奉年迈的母亲，为弘扬传统中医，经当时的主管部门批准，在蛇形山镇农校开办了一个中医学徒班，学员从开班的 30 人，到我拜入师门时只有 10 人，这从侧面反映出学中医确实很难。作为名副其实的关门弟子，白天我跟随在师父及师兄师姐们身后侍诊见习，早晚读背《伤寒论》，好在我语文基础不是太差，对文言文也很喜爱，398 个条文，仅用了不到半年时间就背了下来。接下来半年又细读一遍，遇到难题就看《注解伤寒论》和《伤寒来苏集》。一年下来，对全书也有了个基本认识。虽没有亲诊患者的机会，但通过见习跟诊，让我有了所见、所思和所闻，这对我以后的独自应诊是大有裨益的。

从第二年开始，师父就让我给他抄方，此时，我所背方歌也仅局限于《伤寒论》的112方，为满足师父开方需要，硬逼着自己自学了方剂学和中药学等大学基础教材。

单独诊治的第一位患者是我的母亲。当时正值星期天，母亲清晨起床做饭，突然就感觉颈项僵硬。一番望、闻、问、切之后，我开了葛根汤，只服了1剂，当天颈项就能活动了，但浑身没力，起不了床。其实在我去邻村药店抓药时，药店医师就跟我说过，服用此药颈项症状有所好转，不过估计还是会起不了床，我也是初生牛犊不怕虎，根本没当回事，依然我行我素。第二天，我用单车搭上母亲来到师父家，说了我的现病史和思路，师父说：你方证还是选准了，但对你母亲体质虚弱这一点预估不足，应该扶正祛邪，说完让我在原方基础上加一味红参。结果仅服1剂母亲便又能做事了。从这里让我悟出了不可强发虚人之汗的道理。就这样，边学习边临证，一年后随师兄师姐参加原县卫生局组织的出师考试，以第二名的成绩拿到了出师证并获得了中医士资质。但我并未急于申请执业许可，我深知基础不牢，地动山摇的道理。所以第三年，我又随师父回了湘西金矿职工医院继续跟诊学习。这一年我又自学了《金匮要略》和《温病条辨》等中医经典。

之所以说这些，是想通过自己的经历告诉大家，第一，学中医必须得跟诊；第二，中医是可以自学的，前提是要全力以赴，静心研读。

二、应了解成书背景和各阶段研究动态

要学好《伤寒论》，就应该对该书的成书背景、仲景的医学道德、诊断学、病理学、治疗学、方剂学等方面有个初步的认

识。而这些知识少数在序言部分就有体现，更多的是贯穿在全书的条文里。比如病理学基础就表现在第 6 条。他认为："春气温和，夏气暑热，秋气清凉，冬气凛冽。"凡伤于四时之气，都可致病，唯伤于寒者最成杀厉之气，中而即病者叫"伤寒"，不即病的寒毒藏于人体肌肤，到春季便变为温病，到夏则成暑病，所以辛苦之人，春夏多温，乃为冬季感寒所致，也就是非时行之气。所以研究该书的人认为：第 6 条不仅是伤寒病理基础，也是温病学派的起源，对中医学的贡献是巨大的。也正是因为该病理学是继承了《素问·阴阳应象大论》，所以后世认为《伤寒论》是以《黄帝内经》脏腑经络为主要诊断手段的，其实这是一种不正确的认识。《伤寒论》的诊断学依据是六经，是以阴阳、寒热、表里、虚实为辨证基础的，以病机方证为辨证尖端的诊断学学术体系。只有认清了这一点，学习起来才有大道至简的感觉。我初学《伤寒论》时也是走了弯路的，直到十年前遇到冯世伦教授才明白到这一点。

整体观念和辨证论治永远是中医学的灵魂。这一点在《伤寒论》中也得到了完整的诠释。主要表现：第一，凡疾必分阴阳。进行性的，热性的，明显的属阳；退行性的，寒性的，隐匿的属阴。第二，确定病位。主要分表、里、半表半里。凡阳性的在表，如太阳和阳明；阴性的在里，如少阴和太阴。而六经中的少阳和厥阴则在半表半里，只是少阳属阳而厥阴在阴，六经部位各有所属。第三，病之邪正。邪气乃六淫之气，正气指荣卫气血，亦即胃气、神气和精气，都可用表里、寒热、虚实去分析，即八纲统领六经。倡导内因、外因、不内外因的病因学说，并由此演变成阴阳不和、过度发展和过度萎缩，然后从千变万化的症状中，用辨证唯物观去找出主症和兼症、本病和未病，再确定治标治本、分治合治、先后缓急，最后对证处方下药。与此同时，还确立了治未病的理论基础和实践经验。

不可否认，学术是允许争鸣的。现代中医学也是如此。从目前伤寒学界来看，基本上存在三足鼎立局面。以郝万山老中医为代表的《黄帝内经》释伤寒派、以冯世伦老中医为代表六经八纲方证学派、以黄煌教授为代表的经方体质学说派。胡希恕先生的学术思想有别于《黄帝内经》的六经理论，以八纲解读《伤寒论》，而黄煌教授却植入了腹诊及体质元素。各位前辈从不同角度解读《伤寒论》，共同推动《伤寒论》研究向前发展，让后学者兼修并蓄，触类旁通。

所以说，一部伤寒，蕴含了巨大的生命密码。到目前为止，人体尚有许多疑难疾病不被我们认知，作为医者，我们肩上担子尤重，可谓任重而道远。必须怀着一颗虔诚之心，敬畏之心，探求未知的心去学习伤寒，领悟伤寒。

三、读伤寒，要分清症、证、病的关系

症、证、病，是中医学独特的三个基本概念，在学《伤寒论》时，一定要弄清这三者的关系。

症：指的是疾病表现出的每一个症状或舌脉，是证候的基本单元。如发热恶寒，头痛身痛，脉浮苔白等。任何疾病的发生、发展、变化都是通过症状表现出来的。

证：是中医辨治疾病的核心，是通过对各种症状、体征的综合分析，所得出的疾病所处一定阶段的病因、病性和病位的病理概括。如太阳中风证、太阳伤寒证、阳明腑实证。能够全面地揭示疾病的本质，确立病症的病机以指导用药；所以证是致病因素与机体反应两方面情况的综合，是对疾病本质的认识。

病：又称疾病，是在致病因素作用下，机体邪正交争，阴阳失调而发生得异常的生命活动的过程。并由此而引发一系列自我调节紊乱的病理变化。如太阳病，少阳病，胸痹等。

中医辨证，辨的是"证"而非"症"，也不是现代医学的病。这是中医学独特的、非常细化的诊断治疗手段。而《伤寒论》的六经辨证是中医辨证中最独特而明晰的辨证方法。现代医学所言的肺炎、冠状动脉粥样硬化性心脏病、糖尿病等，不管病名如何，依据患者病情轻重变化及个体差异等，都会出现不同的症状表现，而按照六经理论将各类疾病一系列不同的特定的症状进行辨析和搜集，最后都能用六经辨证的概念去归纳。所以六经中每一个方证，就是一个特定的症候群。一旦这个证被确认，就可通过方证相应的法则选择对应的方剂。如此直接而简洁，方证就是经方的适应证，也是《伤寒论》独特而实用的辨证体系。

四、熟读和背诵好处多

读《伤寒论》，一定要熟读。对重点条文、方剂、方后注、药物剂量都应该背下来。只有熟读才能理解，只有背诵才能印象深刻。临证时遇到相关问题，它就会很自然地跳出来为你所用。同时只有熟读才会不断发现一些新的知识点。比如《伤寒论》第48条，仲师以二阳并病为例，从三个方面论述了太阳病治以汗法，既不能太过，也不可不及，太过与不及都可变证百出，这一条只有治疗原则，却无具体方药，那么在读这个条文时就该思考：假如临床上自己碰到了这类病该怎么办？就我的理解，第一种情况就是用桂枝汤发汗解肌；第二种情况实质上也不是阳明的表现，而是阳气拂郁在表，那么相应的就该用桂麻各半或桂二麻一小发其汗，或者干脆就用生姜水或紫苏煎水去熏蒸发汗；第三种情形则是发汗不彻而致人烦躁，周身酸痛，提示二阳完全合病，就该用第 38 条、第 39 条的方法去治了，也就是大青龙汤证。假如不熟读、不背诵、不理解，谁能想起这么多呢？

五、条文互参有利于比较和鉴别诊断

由于个体的差异性，疾病总是千变万化的。反映疾病本质的病机可能存在于多个条文中，或者同一病机下又会有多个证候存在。又由于《伤寒论》和《金匮要略》本就是属于《伤寒杂病论》一书所分，所以有的病机在《伤寒论》里只是简单一提或干脆未提，而在《金匮要略》里又所论极详，这就要求我们读书时不仅要条文互参，有时还得两书对照着去读。在此，我举两个简单的例子予以说明。其一，关于皮肤病瘙痒的病机，在《伤寒论》三个小汗方里均没有提及，但在《金匮要略》水气病篇里论之甚详。其二，举个简单病案予以说明对病机的相互印证，以观其重要性。

【医案 111】王某，男，7 岁。2017 年 10 月 16 日初诊。

症状：患儿 5 天前感冒发热，鼻塞流涕，体温 38℃，经口服退热药并静脉滴注治疗后汗出而热退，但老是反复，体温一度升至 39℃，口渴，哭闹不休，汗出，无呕吐，无恶寒，无鼻塞流涕，纳减，二便正常，舌淡苔薄微黄而干，脉浮数。

为了准确抓住该案病机，我们可联想到《伤寒论》第 26 条、第 170 条和第 222 条。这三个条文从不同角度、不同层次揭示出了一个相同病机：热盛津伤。而该案恰恰就是发汗太过，病由太阳转入阳明经证后形成的里热伤津，因此选用白虎加人参

汤当为对证之治，所以当即处方西洋参 1 包、石膏 2 包、知母 1 包、炙甘草 2 包、粳米一撮、煎汤，1 剂热退，2 剂病愈。假若不熟条文，不知互参，往往就瞻前顾后而拿不准方证而错失良机！

六、大胆临床，不断实践

作为基层临床医生，我们可谓是近水楼台。初入临床时大病可能治不了，小病却有得治。正所谓不积跬步无以至千里，我们应抓住这些小病，学以致用，不断尝试，慢慢积累临证经验。在处方时不能一味地顾及经济收入，而应从一二剂开始，待用出了临床效果，用出了心得体会，对一些慢性疑难性疾病自然也可得心应手了。

另外，作为医师，我们也食五谷，也会生病，那么生病后我们是可以亲自试药的。因为通过亲自试服，可以拿到最准确的第一手资料，自己尝过了，用在患者身上就不易出错，特别是剂量的掌握上。比如麻黄汤的方后注云："先煮麻黄，减二升，去上沫。"为什么要先煮？又为什么要去上沫？不这样做会产生什么副作用？麻黄剂在何时应温服？何时应冷服？书本上没有明说。还有第 106 条的桃核承气汤证，可用于治疗热结膀胱诸证，但前提是要在外证已解情况下方可使用，假令表证未解而服用了又会发生什么后果？

某年十一长假期间，我本人就遇到了个试药的机会，不仅冷服了大青龙汤导致小便减少，也试服了桃核承气汤而腹痛腹泻如注。自己虽吃了苦头，却清楚了许多书上没提的东西，对今后的临证无疑是大有裨益的。

七、及时总结，多交流分享

在大胆实践的同时，我们一定要养成及时归纳总结的习惯。这个病我是如何辨证分析的？用的什么法？处的什么方？结果是坏还是好？都应详细记录下来，日积月累中，既丰富了自己的知识，也能将书本知识变成了自己的临证心得。

积累知识，还有一种途径，那就是多分享交流，要抛弃那种同行相妒、文人相轻的观点。同行之间将成功的、失败的案例拿出来分析共享，从中找出差距和不足，可以不断完善和充实自我。当然在交流时一定要坦诚以待，切不可唯我独尊，要时刻牢记"三人行，必有吾师"的古训，要始终相信"山外有山，天外有天"，"强中更有强中手"。只有这样，我们才能更快地成长。

总之，对《伤寒论》的学习，必须坚持多读、反复读，寻找机会临证，正如众多伤寒前辈所言：初涉伤寒，始之难，继之易。虽然初读如嚼蜡，但随着理解的深入你就会明白，《伤寒论》绝对是常读常新。它有血有肉，情节起伏，生动感人。有如一部小说，让人回味无穷，情有独钟。

学伤寒，永无止境；学伤寒，永远在路上！

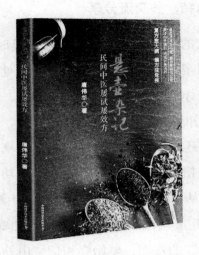

相 关 图 书 推 荐

悬壶杂记：民间中医屡试屡效方

唐伟华　著

定价 35.00 元

　　全书凡一百六十二则医案医话，分为"针灸篇""医药篇""重证篇"三个部分。针灸篇所录者，多为早年行医乡下，针灸应急病例。鉴于当年，农村经济困难，医药缺少，每遇重急病症，首施针灸，多能愈病或缓解病情。其未愈者，再进汤药，如此治病，收效迅速，疗程较短，费用低廉，颇受病家欢迎。此当年乡村行医之治病特色也。医药篇，有早年病案，有近年治验，兼收父辈经验。病涉内外诸科，治或针灸汤药。所记多为农村常病，亦录罕见病例，有复方愈大病、偏方痊危疾，有临证感悟、用药心得。还有不少疑难病证，证候错综复杂，病情千头万绪，书本难寻答案，父辈未曾传授，冥思苦想，有幸获痊愈者，亦有因识短阅微，久治不愈者。这些经验与经历，实不忍丢弃，整理出来，对后辈或许有所借鉴，有所启发。病案脉症方药，悉依原样，以求真实，毋论对错，直言实录，阅者裁之。重证篇所录，均系他医久治不愈病例（我亦有久治未愈，而经他医治愈者），余录此篇，非炫才华，尚浮夸。意在鼓励后学，坚信中医确可治愈许多重症顽疾。平时若能勤求古训，融会新知，临证遵循中医理论，细心体察脉症，不少重病顽疾，亦可治愈。